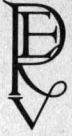

W0233343

Zu diesem Buch

Das Rätsel werdenden Lebens, bisher lediglich Gegenstand wissenschaftlicher Untersuchungen, beschäftigt seit der Contergan-Tragödie die Öffentlichkeit mehr und mehr. In diesem ebenso sachkundigen wie warmherzigen Buch verfolgen wir den Vorgang im Mutterleib vom Augenblick der Empfängnis über die neun Monate des Wachstums bis zur Geburt. Das Buch beeindruckt durch seine sympathische und klare Darstellung; es überrascht mit noch nie gezeigten, nach wissenschaftlichen und ästhetischen Gesichtspunkten ausgewählten Fotos der verschiedenen Entwicklungsstadien. In jahrelangem Experimentieren haben amerikanische Embryologen Methoden zur Beobachtung der Mutterzelle und der ersten Stunden des Lebens entwickelt, die uns das Baby noch vor der eigentlichen Geburt als lebendiges, tätiges Individuum verstehen lassen. Bild und Text helfen in glücklichem Zusammenwirken, das wunderbare Wachstum des noch ungeborenen Kindes Stufe für Stufe zu verfolgen. «Das Deutsche Ärzteblatt» urteilte: «Das Buch kann jedem gebildeten Laien aufs wärmste empfohlen werden, ist aber so interessant und anschaulich, daß auch der Arzt aus seiner Lektüre großen Gewinn zu ziehen vermag.»

Geraldine Lux Flanagan ging in Wien zur Schule und studierte am Radcliffe College/USA. Mit 19 Jahren wurde sie Mitarbeiterin von «Life», wo sie sich schließlich innerhalb der letzten Jahre auf wissenschaftliche und medizinische Berichte spezialisierte. Sie ist mit Dennis Flanagan, dem Herausgeber des «Scientific American», in Princeton/ New Jersey verheiratet und hat zwei Kinder. Ihr vorliegendes erstes Buch wurde ein weltweiter Erfolg.

Geraldine Lux Flanagan

DIE ERSTEN NEUN MONATE DES LEBENS

Mit einem Nachwort
von Adolf Portmann

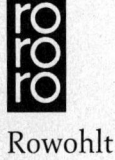

Rowohlt

Die Originalausgabe erschien bei Simon and Schuster, New York,
unter dem Titel «The First Nine Months of Life»
Aus dem Amerikanischen übertragen von Gisela Jessel
Umschlagentwurf Werner Rebhuhn

1.–125. Tausend 1968–1979
126.–140. Tausend Juli 1980
141.–155. Tausend August 1981

Veröffentlicht im Rowohlt Taschenbuch Verlag GmbH,
Reinbek bei Hamburg, Dezember 1968
Copyright © 1963 by Rowohlt Verlag GmbH,
Reinbek bei Hamburg
«The First Nine Months of Life» © Geraldine Lux Flanagan, 1962
Gesetzt aus der Linotype-Aldus-Buchschrift
und der Palatino (D. Stempel AG)
Gesamtherstellung Clausen & Bosse, Leck
Printed in Germany
580-ISBN 3 499 16605 4

FÜR CARA UND JOHN

Denn es hat kein König einen andern Anfang seiner Geburt;
sondern sie haben alle einerlei Eingang in das Leben ...

Weisheit Salomonis 7, 5–6

Die Autorin dankt den nachstehend Genannten für die freundliche Genehmigung zum Abdruck der in diesem Band enthaltenen Photographien:

The University of California Medical Center.

The Carnegie Institution of Washington.
   George W. Corner, Harold Cummins, Richard Grill, John Rock, Arthur T. Hertwig, Chester H. Heuser, Milo H. Spaulding, George L. Streeter, Chester Reather.

Vanderbilt University School of Medicine, Department of Obstetrics and Gynecology.
   Robert W. Noyes, Zeev Dickmann, Thomas H. Clewe, Walter A. Bonney.

Davenport Hooker und Tryphena Humphrey: The Physiological and Morphological Studies on Human Prenatal Development Department of Anatomy, University of Pittsburgh School of Medicine.

David Linton, aus: *Understanding Natural Childbirth* von Herbert Thoms, Laurance Roth, David Linton. Copyright © 1950 by McGraw-Hill Book Company, Inc.

Eugen Ludwig, Anatomisches Institut der Universität Basel.

Edith L. Potter, aus: *Fundamentals of Human Reproduction* by E. L. Potter. Copyright © 1948 by McGraw-Hill Book Company, Inc.

Samuel R. M. Reynolds, University of Illinois.

David Seymour-Magnum

Landrum B. Shettles, Columbia College of Physicians and Surgeons, aus: *Ovum Humanum* von L. B. Shettles, Hafner Publishing Company, New York, 1960, Urban und Schwarzenberg, München.

INHALT

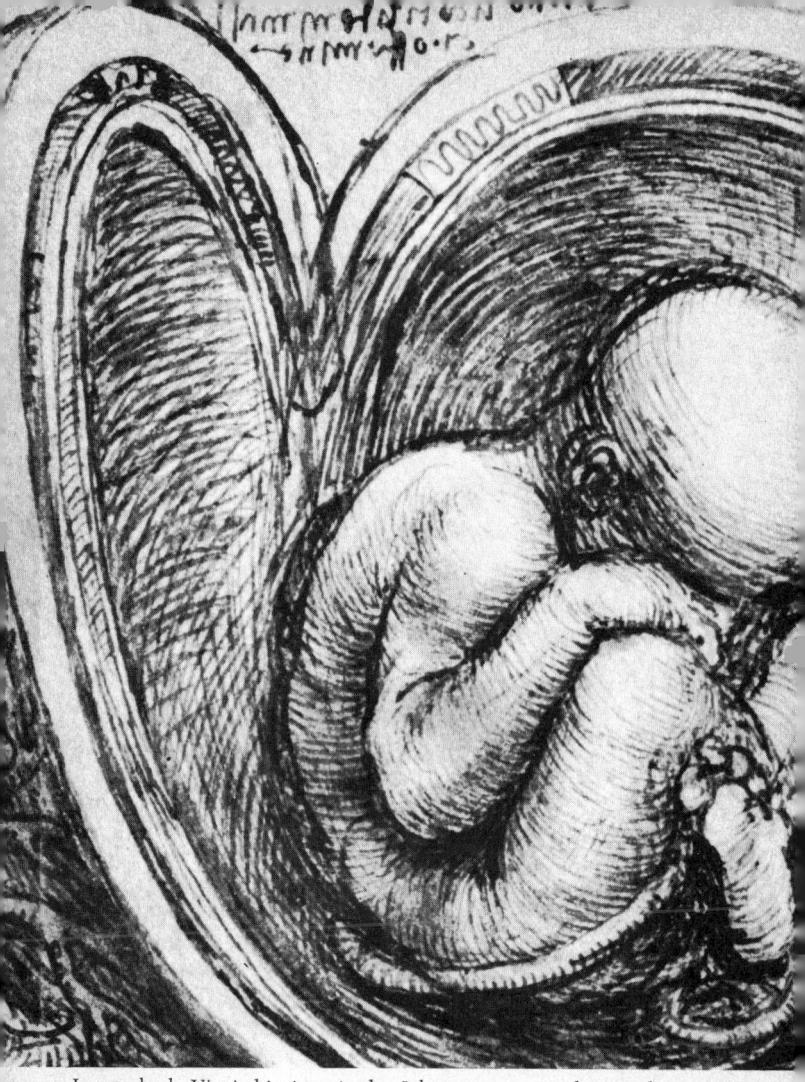

Leonardo da Vinci skizzierte in den Jahren 1510–1512 das ungeborene Kind. Er bemühte sich um eine realistische Darstellung, die aber manchmal nicht ganz exakt ist, da er nur begrenzte Möglichkeiten hatte, selbst genauere Beobachtungen zu machen. Der Uterus ist unkorrekt gezeichnet. In seinem Bemühen um das Verständnis, wie Leben entsteht, studierte und skizzierte er Pflanzen und Tiere und machte auf den Zeichnungen zahlreiche Notizen, die darin gipfeln, daß die ganze Natur «eine große Einheit» darstellt.

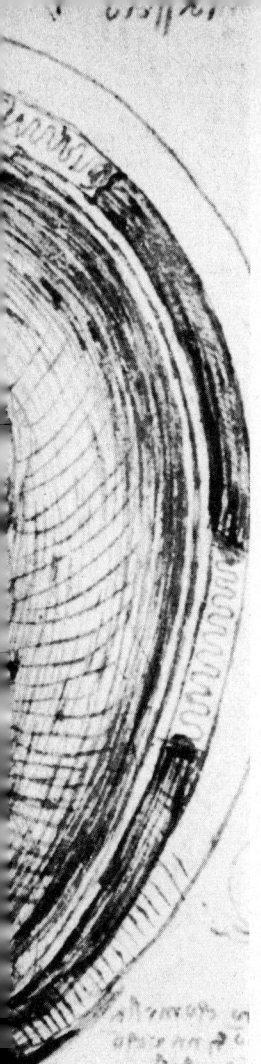

EINFÜHRUNG

Wir sind die erste Generation, die sich ein klares Bild davon machen kann, wie sich unsere Entwicklung von einer einzigen Zelle zu einem Individuum vollzieht, das lange vor seiner Geburt lebendig ist und auf seine Umwelt reagiert. Wir sind auch die ersten, die die vollständige Geschichte unserer frühesten Stunden und Tage kennen. Das reife, aus dem Ovarium kommende menschliche Ei ist zum erstenmal 1930 gesehen worden. Die Vereinigung der menschlichen Elternzellen, Spermium und Ei, wurde erst vierzehn Jahre später, 1944, beobachtet. Die Ereignisse der initialen sechs Tage unseres Lebens wurden in den fünfziger Jahren unseres Jahrhunderts bekannt. Jetzt, in den sechziger Jahren, fangen wir schließlich an, die komplizierten Zellstrukturen zu entziffern, die unser Erbgut weitergeben.

Die Wissenschaft der Embryologie ist verhältnismäßig jung. Die winzige Eizelle der Mammalien (Säugetiere; la-

11

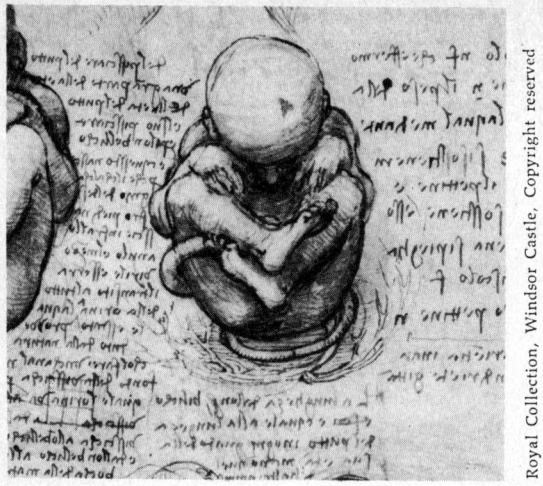

Leonardo fertigte sehr schöne Zeichnungen eines schlafenden, wartenden Menschenkindes im vorgeburtlichen Leben an. Er glaubte, daß das Herz nicht vor der Geburt anfinge zu schlagen und daß der Urin vor der Geburt durch die eine Ferse vom Ausfließen in die Gebärmutter zurückgehalten würde (oben).

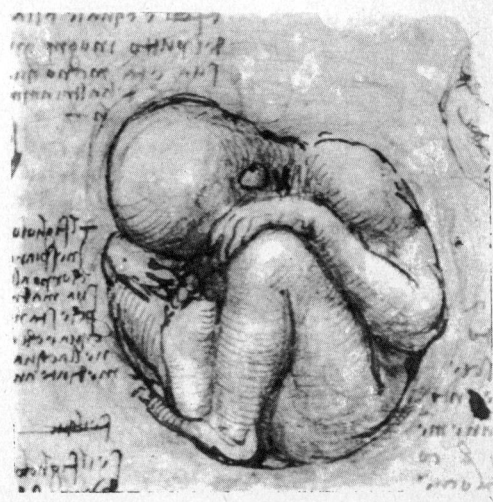

teinisch *mamma:* die Brust) wurde erst im 19. Jahrhundert entdeckt, als 1827 der estnische Biologe Karl Ernst v. Baer das Ovarium eines Hundes unter dem Mikroskop untersuchte. Das Mikroskop war einhundertfünfzig Jahre zuvor entwickelt worden, aber v. Baer erkannte als erster, was anderen vor ihm entgangen war. In seiner Abhandlung *De Ovi Mammalium et Hominis Genesi* schreibt er:

«Ich sah deutlich... einen gelblich-weißen Punkt... Neugierig geworden, öffnete ich einen der Follikel und nahm das winzige Objekt auf die Spitze meines Messers. Ich stellte fest, daß ich es sehr deutlich sehen konnte. Als ich es unter das Mikroskop legte, war ich äußerst überrascht, denn ich sah eine unreife Eizelle, und zwar so deutlich, daß selbst ein Blinder sie kaum hätte übersehen können.»

Die Embryologie ist als Wissenschaft zwar jung, doch das Interesse für die embryonale Entwicklung besteht schon lange. Vor mehr als zweitausend Jahren beobachtete Aristoteles die Entwicklung eines Kükenembryos; ohne Mikroskop aber konnte er die sehr feinen Strukturen der ersten Entwicklungsstadien nicht erkennen. Aus seinen Beobachtungen schloß er, daß der menschliche Embryo aus einer «Beimischung der männlichen Samenflüssigkeit zum Menstrualblut» entstehe. Im Prinzip war diese Überlegung korrekt, doch irrte er in einem Punkt. Er glaubte, daß ausschließlich das Weibliche die Substanz des Embryos bestimme und das Männliche nur das Wachstum stimuliere. Fünfhundert Jahre später, im zweiten Jahrhundert n. Chr., gab der griechische Arzt Galen eine andere, im wesentlichen unrichtige Interpretation, die mehr als fünfzehnhundert Jahre überdauerte. Galen entwickelte eine Theorie, die später unter der Bezeichnung *emboîtement* bekannt wurde, was soviel wie Einbauung oder Verschachtelung bedeutet. Es entstand die Vorstellung, daß kleine vorfabrizierte Embryonen im ‹weiblichen Samen› vorhanden seien und daß der Kontakt mit dem Männlichen lediglich eine Entschachtelung eines solchen Embryos bewirke und ihm dadurch das Wachstum ermögliche. Danach hätte jedes Baby seinerseits ein vorgeformtes Baby in sich enthalten müssen – so wie chinesische Schachteln ineinanderstecken.

In gewissem Sinne hatten Galen und jene, die nach ihm die Lehre von der Präformiertheit vertraten, nicht ganz unrecht. Ihre Konzeption war gut, aber zu sehr vereinfacht. Wir wissen heute, daß der Körper eines Kindes nicht so wörtlich in vorgeformtem Zustand in der Mutter enthalten ist. Es ist eine subtilere Erbschaftsmitgift, die von den Eltern an das Kind weitergegeben wird. Diese Mitgift ist in den Genen der Geschlechtszellen enthalten, und ihr Material – von Generation zu Generation weitergegeben – wird von unserem Körper sozusagen treuhänderisch verwaltet. Tatsächlich enthält das Gen-Material symbolisch wie die chinesischen Schachteln das Erbgut unserer Spezies und bestimmt deren Zukunft.

Gegen Ende des 17. Jahrhunderts wurde das Mikroskop er-

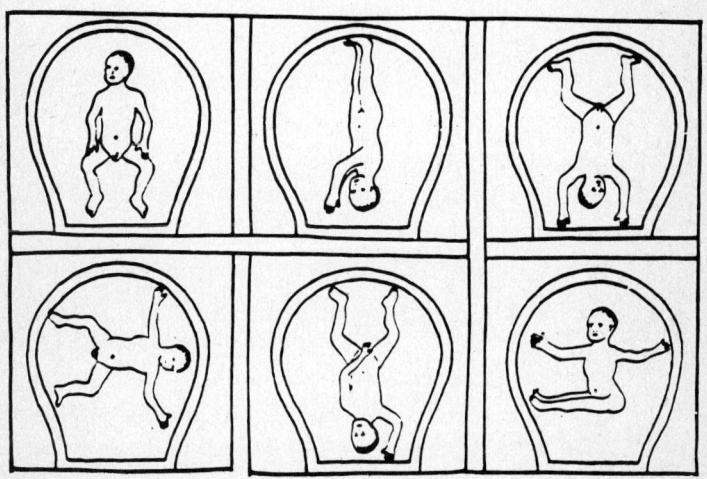

Diese Illustration des vorgeburtlichen Lebens aus dem 15. Jahrhundert läßt, im Gegensatz zu Leonardo da Vincis Arbeiten, große Unsicherheit in bezug auf die menschliche Anatomie erkennen.

funden. 1677 konnte der holländische Na-
turforscher Anton van Leeuwenhoek zum
ersten Male eine lebende männliche Samen-
zelle, das Spermium, in einem Tropfen
Samenflüssigkeit sehen. Zur gleichen Zeit
hatte ein anderer Holländer, ein junger
Arzt, Regnier de Graaf, etwas beobachtet
und beschrieben, das «wie Blasen platzte»,
wenn er die Geschlechtswege eines weiblichen Kaninchens öffnete. Es waren die jungen Zelltrauben, aus denen ein Embryo
entsteht. Aber weder de Graaf noch Leeuwenhoek verstanden, was sie gesehen hatten. Sie konnten sich noch nicht vorstellen,
daß eine lebende Kreatur aus einer einzigen Zelle entsteht, daß Form aus Formlosigkeit gebildet wird. Dafür löste Leeu-
wenhoeks Entdeckung der Spermazelle
neue Verwirrungen und wissenschaftliche
Kontroversen aus.

Im 17. und 18. Jahrhundert schieden
sich die Biologen in zwei Lager, in die
Ovulisten und die Homunkulisten. Beide
glaubten an das *emboîtement*. Aber die
Ovulisten blieben bei dem alten Glauben,
daß das vorgefertigte Baby irgendwie in
den mütterlichen Ovarien enthalten sei.

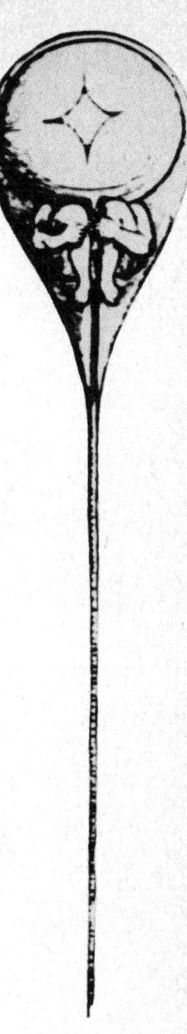

Im 17. Jahrhundert, kurz nach der Erfindung des Mikroskops, stellte man
sich vor, daß eine männliche Spermazelle ein voll ausgebildetes Baby ent-
hielte, auf dessen Kopf bereits die große diamantenförmige Stirnfontanelle
des Neugeborenen zu sehen ist. Diese Vorstellung wird auf der obigen
Zeichnung deutlich dargestellt. Dadurch entstand ein Meinungsstreit mit
den Anhängern der anderen Theorie, die glaubten, daß ein ebenfalls voll
ausgebildetes Baby in ähnlicher Weise im Ei der Mutter enthalten sei.

Der Mensch, so sagten sie, stamme von der Mutter ab, das Sperma habe lediglich die Aufgabe, den Anstoß zum Wachstum des von der Mutter geschaffenen Babys zu geben. Die Homunkulisten sagten: Nein! Der Mensch ist im Kopf des Spermiums vorgeformt. Sie zeichneten zur Illustration ihrer Ansicht Bilder, auf denen ein winziger Homunkulus zu sehen war, der – mit gebeugtem Kopf und gekreuzten Beinen – säuberlich in den Kopf des Spermiums eingepaßt war. Dieser Homunkulus, so dachten sie, fände seinen Nährboden in der Gebärmutter und wüchse dort wie in einem Brutschrank.

Ovulisten und Homunkulisten führten über fast einhundert Jahre einen intensiven Streit, bis der Anatom Kaspar Friedrich Wolff sein Mikroskop an einem Kükenembryo versuchte und in seiner Hallenser medizinischen Dissertation, 1759 unter dem Titel *Theoria Generationis* veröffentlicht, endgültig das *emboîtement* sowie Ovulisten und Homunkulisten widerlegte. Statt dessen wartete er mit zwei neuen und richtigen Konzeptionen auf: erstens, daß ein Körper nicht vorgebildet ist, sondern aus ‹Kügelchen› zusammengebaut wird, und zweitens, daß beide Eltern zu gleichen Teilen etwas zur Substanz des Nachkommen beitragen. Er vermutete das, obgleich die Säugetier-Eizelle noch nicht entdeckt worden war. Mehr als fünfzig Jahre später sah v. Baer sie auf der Spitze seines Labormessers.

Hierdurch erhielt in der zweiten Hälfte des 19. Jahrhunderts die Wißbegierde in der Embryologie neuen Auftrieb. Die volle Bedeutung der Geschlechtszellen wurde aber erst erkannt, als der Botaniker Matthias Schleiden und der Physiologe Theodor Schwann entdeckt hatten, daß jede lebende Form aus einem strukturellen Grundelement des Lebens, der Zelle (lateinisch *cella*: der kleine Raum), aufgebaut ist. Bald darauf wurden Ei und Spermium des Säugetiers als echte Zellen identifiziert. Jetzt wurde auch verständlich, wie ein Körper – Schritt für Schritt – aus wachsenden Zellen gebildet werden konnte.

Nachdem man die strukturellen Details erkannt hatte, kam ein neues Element hinzu, das zu zahlreichen Widersprüchen und Mißverständnissen führte und auch heute noch gelegentlich dazu führt, daß die einfachen Embryonalstrukturen mit tierischen Frühstufen verwechselt werden. Dieses neue Element war die Entwicklungslehre. Am 24. November 1859 erschien *On the Origin of Species by Means of Natural Selection* von Charles Darwin, und die 1250 Exemplare der ersten Auflage wurden

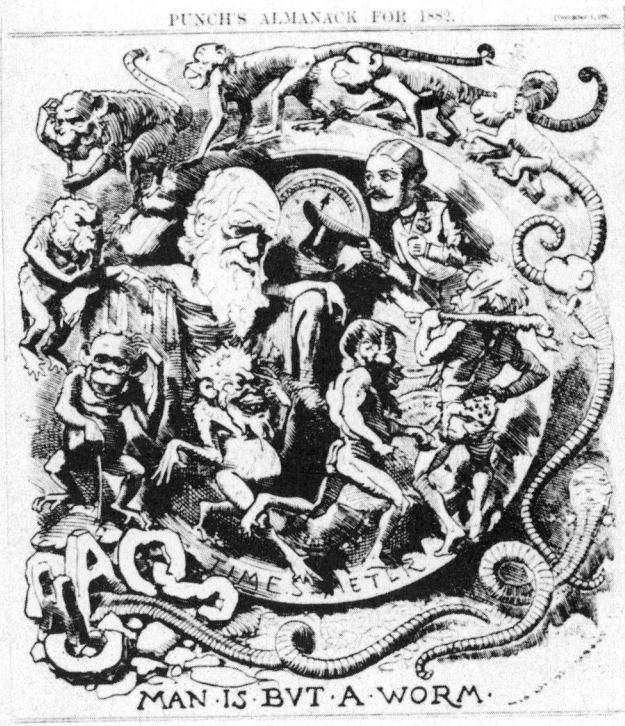

Der Mensch ist nur ein Wurm lautet der Titel einer Karikatur aus der Zeitschrift *Punch* im Jahre 1882. Darin ist eine weit verbreitete Abneigung gegen die Evolutionstheorie zum Ausdruck gebracht. Die Karikatur zeigt den weißbärtigen Darwin, der unglücklich die Menschheit betrachtet, die sich vom Wurm über den Affen zum Höhlenmenschen und schließlich zu einem Dandy mit Zylinder entwickelt.

innerhalb eines Tages verkauft. Zwölf Jahre später veröffentlichte Darwin *The Descent of Man, and on Selection in Relation to Sex* [dt. *Die Abstammung des Menschen und die geschlechtliche Zuchtwahl*]. In der Einleitung heißt es:

«Viele Jahre lang sammelte ich Notizen über Ursprung oder Abstammung des Menschen ohne jede Publikationsabsicht, eher noch mit der Absicht, nicht zu publizieren, da ich meinte, daß ich sonst nur Anlaß zu neuen Vorurteilen gegen meine Ansicht geben würde ... daß der Mensch mit anderen organischen Wesen in irgendein gemeinsames System einzuordnen sei, das den Umständen seiner Entstehung auf dieser Erde Rechnung tragen müsse.»

Was für Darwin harmonische Einheit in der Natur war, nahm sich nicht für alle so aus. Die embryonale Ähnlichkeit des Menschen mit seinen Mitgeschöpfen wurde von den Gegnern Darwins mißverstanden. Gleichzeitig wurde sie von seinen Anhängern übertrieben. Die Evolutionisten forderten für den menschlichen Embryo Schwanz und Kiemen – eine unrichtige Ansicht, wie wir im Kapitel über den ersten Monat sehen werden.

Bald, etwa um die Jahrhundertwende, fingen einige Biologen an, auch die Entwicklung der Verhaltensweise zu studieren. Nach 1900 begann George E. Coghill die erste systematische Untersuchung über das embryonale Verhalten. Hierfür wählte er das *amphibium amblystoma*, einen Salamander. In den ersten drei Jahrzehnten unseres Jahrhunderts veröffentlichte Coghill fünfundsechzig wissenschaftliche Mitteilungen sowie ein Buch und verhalf uns damit zum Verständnis der reflektorischen und der vom Willen gelenkten Bewegungen des Menschen.

Die Erkenntnisse aus dem vorigen Jahrhundert sind wie eine Ouvertüre zu dem, was wir in den letzten zehn und zwanzig Jahren dazugelernt haben. Sie gaben das Thema an (alles Leben von einer einzigen Zelle – Übergang von Formlosigkeit zu Form und Funktion in geordneter Folge), überließen aber viele der subtilen Details noch der Entdeckung.

Der Gewinn des Studiums der Embryologie besteht für den Menschen nicht nur darin, daß er seine Neugierde befriedigen kann. Die Erkenntnisse der Biologen können die ärztliche Kunst bereichern. Heute steht die Embryologie vor der Aufgabe, den Mechanismus zu verstehen, der das ordentliche Wachstum beherrscht und steuert, sei es, um Abweichungen von der Norm zu verhindern, sei es, um sie fördern zu können.

Der Gewinn besteht auch darin, daß wir über die ‹intra-uterine› Mutterschaft die gleiche Einsicht erhalten, wie wir sie heute über die Säuglingspflege schon gewonnen haben. Und vertieftes Wissen kann die Frucht vertiefter Freude tragen.

GERALDINE LUX FLANAGAN

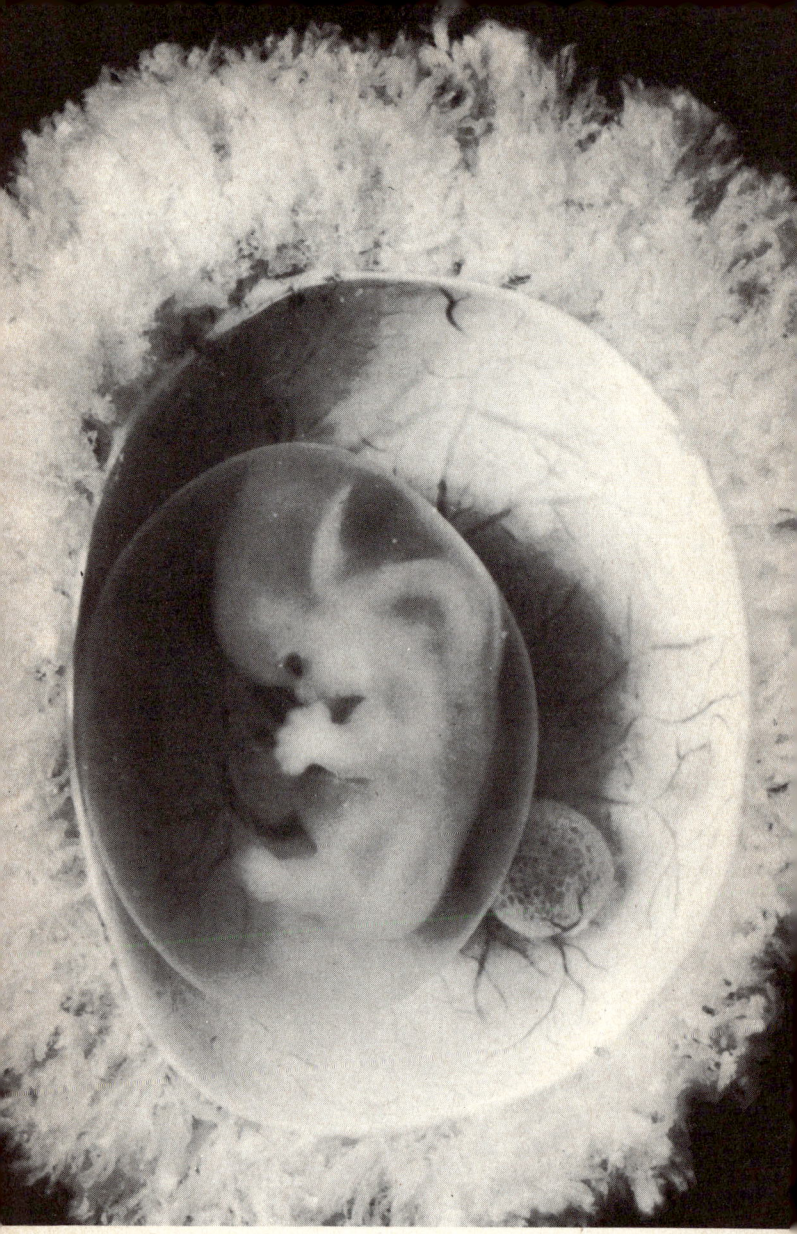

Photographie eines vierzig Tage alten Embryos mit seinen in der Gebärmutter wurzelnden Schutzgeweben.

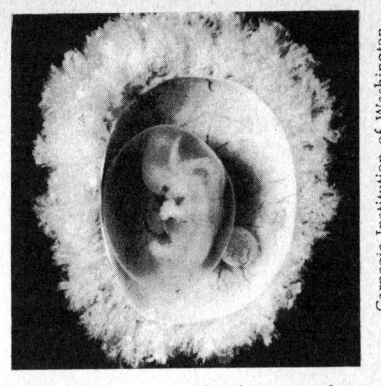

Carnegie Institution of Washington

PORTRÄT
IM ALTER
VON VIERZIG TAGEN

Vierzig Tage nachdem die künftigen Eltern einander beigewohnt und ein Kind gezeugt haben, sieht das Kind so aus wie der Embryo auf dieser Photographie. Nur sechs Wochen nach seiner Entstehung hat der Embryo schon einen gut ausgebildeten Körper. Er ist äußerst lebendig und kann sogar einige Bewegungen mit den Armen ausführen. Er hat ein Herz, das schon seit zwei Wochen schlägt. Er hat ein Gehirn und ein Nervensystem, das Impulse aussendet. Er hat die Umrisse eines kompletten, wenn auch noch weichen Skeletts und alle lebenswichtigen Organe, von denen einige ihre Funktion ausüben. Bei genauer Prüfung läßt sich bereits entscheiden, ob dieser Embryo ein Junge oder ein Mädchen ist.

Der vierzig Tage alte Mensch ist so klein, daß er in eine Walnuß passen würde. Er wiegt weniger als ein Streichholzheftchen. Der vierzig Tage alte Embryo kann noch nicht ohne innige Verbindung zu seiner Mutter leben. Seine Entwicklung ist noch längst nicht abgeschlossen, wenn es auch so aussehen mag. Er hat erst ein Sechstel (40 von den 266 Tagen) seines normalen Aufenthaltes in der Gebärmutter verbracht.

Die folgenden Seiten geben uns wie durch ein Fenster Einblick in die Gebärmutter. So können wir ein Kind von seinem ersten Augenblick, von seiner eigentlichen Geburt an beobachten, die dem Tag des Geborenwerdens um neun Monate vorausgeht.

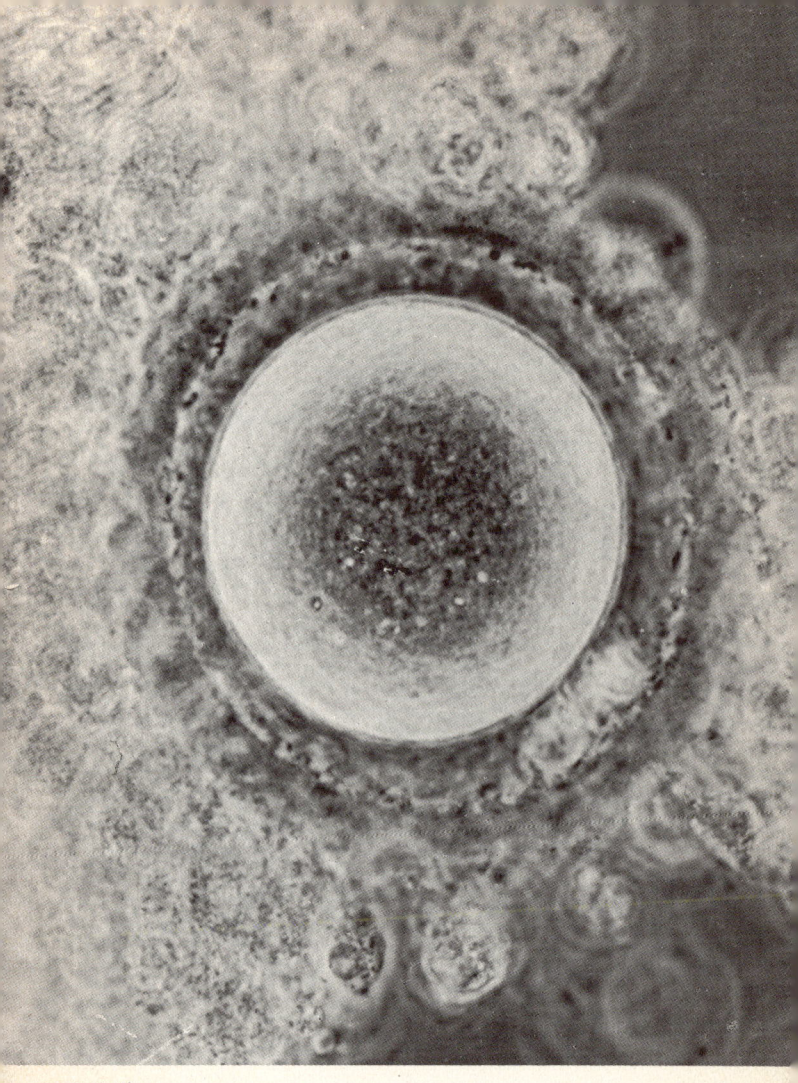

T. H. Clewe

Das menschliche Ei, hier etwa 469fach vergrößert, ist kleiner als ein Punkt.
Dieses blaßgelbe, runde Ei wird von einer durchscheinenden Membran wie
ein Lichtkranz umschlossen, der «zona pellucida», und ist umgeben von
einem wolkenartigen Gebilde von Schutzzellenmaterial. Dieses Ei wurde bei
einem operativen Eingriff entdeckt. Normalerweise sieht man das menschliche Ei niemals.

22

DER ERSTE TAG

> *Bevor ich aus meiner Mutter geboren ward,*
> *haben Generationen mich getragen ...*
>
> WALT WHITMAN

Ein Baby beginnt sein Leben als eine einzige Zelle, die kleiner als der Punkt am Ende dieses Satzes ist und mit dem bloßen Auge kaum erkannt werden kann. Diese Zelle entsteht durch die Vereinigung zweier Elternzellen: der weiblichen Eizelle (lateinisch: *ovum*) und der männlichen Spermazelle.

Die Elternzellen haben bei der Fortpflanzung eine doppelte Funktion. Gemeinsam veranlassen sie das bemerkenswerteste und dynamischste Ereignis in der Natur: den Aufbau eines lebenden Körpers aus einzelnen Molekülen von Proteinen, Kohlehydraten und anderen Biochemikalien. Darüber hinaus bestimmen die Elternzellen die spezifischen Eigenschaften des Babys. Diese Eigenschaften werden durch Vererbung weitergegeben und gehen auf die biologischen Wurzeln der Familie zurück. In gewissem Sinne hat jedes neue Leben tatsächlich keinen definitiven Anfang. Seine Existenz ist durch die Existenz der Elternzellen zustande gekommen, und diese wiederum sind aus den vorhergehenden Elternzellen entstanden. Immer wenn zwei Elternzellen sich vereinigen, führt dies zu einer Mischung der Eigenschaften aller ihrer Vorgänger. Auf diese Weise sind alle Menschen, da sie von nur wenigen früheren menschlichen Lebewesen abstammen, durch ein gemeinsames Erbe miteinander verknüpft.

Die menschliche Eizelle ist so klein wie die Spitze einer sehr

23

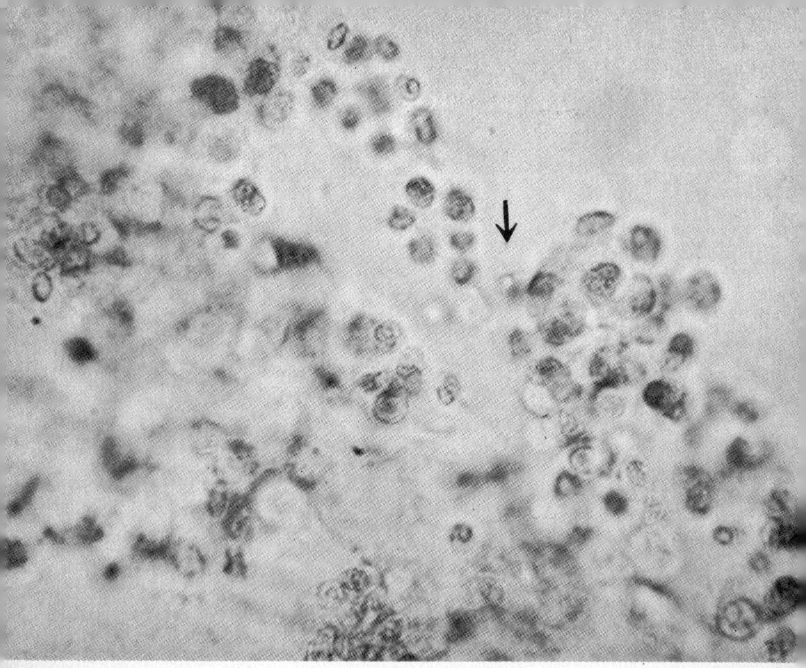

L. Morgenstern

Die menschliche Spermazelle, das helle mit Pfeil gekennzeichnete Kügelchen, ist viel kleiner als das Ei und bahnt sich hier seinen Weg durch das Zellmaterial, das das Ei umgibt. Es handelt sich um das auf Seite 22 gezeigte Ei.

Ovum Humanum, L. B. Shettles

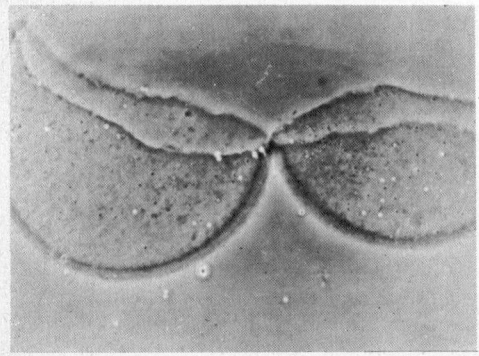

Die durchsichtige Hülle des menschlichen Eies (hier vom Ei entfernt) besteht aus einer zähen, aber elastischen Membran.

feinen Nadel. Sie ist gelblich gefärbt, denn das Nadelspitzen-Ei enthält ein wenig Dotter und ist kugelrund. Die männlichen Zellen sind sehr viel kleiner als das Ei; zweitausendfünfhundert Spermien wären nötig, um einen Punkt zu bedecken. Die Spermazellen werden oft mit Kaulquappen verglichen, weil sie ein ähnliches Aussehen haben und schwimmen können. Zum Unterschied vom Ei besitzen die männlichen Zellen die Fähigkeit der Eigenbewegung. Der schnelle Rück- und Vorschlag ihrer Schwänze treibt die Spermazellen voran. In der Flüssigkeit auf dem Objektträger schwimmen sie ziellos umher. Aber sobald eine von ihnen das Ei erreicht hat, wird sie lebhaft; ihr Schwanz schlägt schneller und treibt den Kopf voran, um die Schutzhülle des Eies zu durchdringen. Diese äußere Hülle ist eine schimmernde, durchsichtige, aber zähe Membran, genannt *zona pellucida*, die durchscheinende Hülle.

Eine eingedrungene Spermazelle durchwandert das Innere des Eies und strebt auf den weiblichen Kern zu. Das Eivolumen ist 85 000mal größer als das des Spermiums.

Ovum Humanum, L. B. Shettles

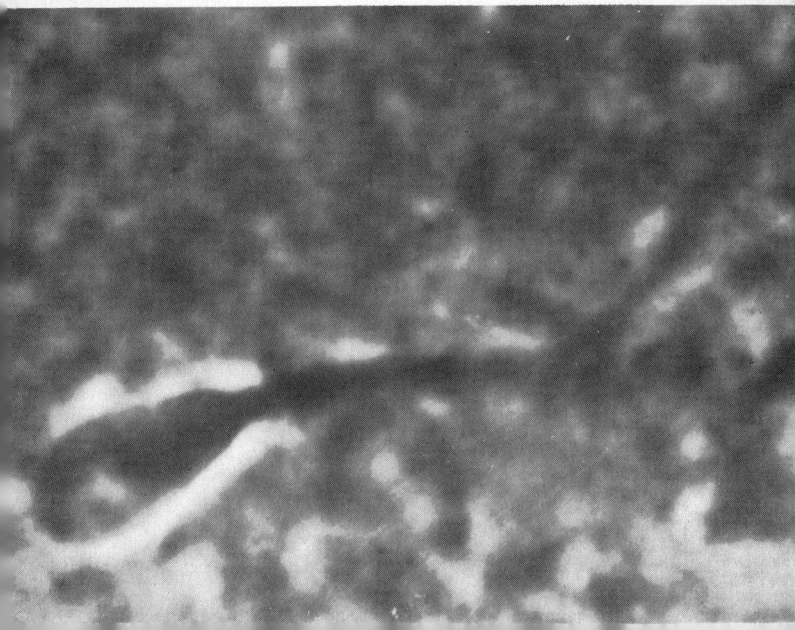

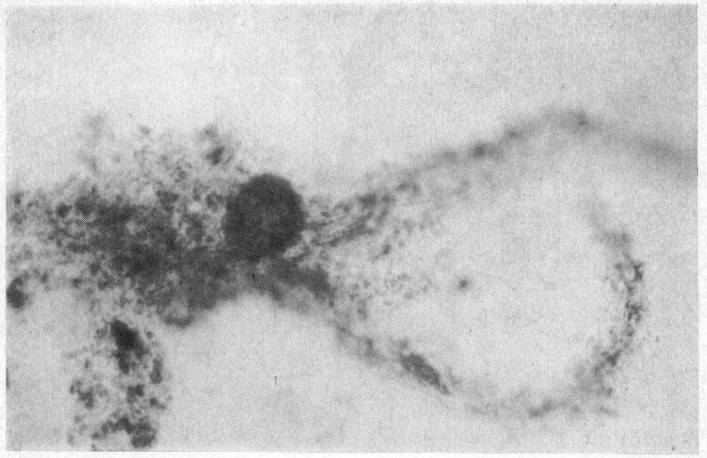

So würde das menschliche Ei, seine Schutzhüllen hinter sich herziehend, wahrscheinlich aussehen, wenn es im mütterlichen Eileiter treibt und bereit zur Befruchtung ist. Es handelt sich hier um dasselbe Ei wie auf Seite 22.

Die männliche Zelle durchdringt die Eihülle nicht mit mechanischer Kraft allein. Ihr kommt beim Vordringen eine besondere chemische Substanz zur Hilfe, ein Verdauungsenzym, das im Spermium enthalten ist. Dieses Enzym ermöglicht dem Spermium, sich seinen Weg durch die *zona pellucida* und weiter durch eine darunter befindliche dünnere Membran zu bahnen, die die Eisubstanz umschließt. Danach befindet sich die männliche Zelle im Körper des Eies. Aber um die Vereinigung abzuschließen, muß die männliche Zelle noch weiter bis in das Zentrum des Eies vordringen und sich mit dem weiblichen Zellkern verbinden. Die nun folgende Fusion beider wird Befruchtung genannt: sie ist das entscheidende Ereignis, mit dem die Entwicklung eines Babys beginnt. Man hat beobachtet, daß mehrere männliche Zellen in das Ei eindringen können, aber man nimmt an, daß nur diejenige, die den weiblichen Kern als erste erreicht, die Befruchtung vollzieht, und daß dadurch die konkurrierenden Spermazellen ausgeschlossen werden. Mit den leichten Versen von Aldous Huxley:

> Millionen Millionen
> von Spermatozoen
> sind alle am Streben,
> die Sintflut zu überleben,
> doch Hoffnung besteht hier:
> *ein* Noah entgeht ihr.

Wir können zwar die Vereinigung der Elternzellen unter dem Mikroskop beobachten, können sie aber weder sehen noch bemerken, wenn sie sich in den geschützten Verstecken des mütterlichen Körpers vollzieht. Es gibt kein natürliches Anzeichen,

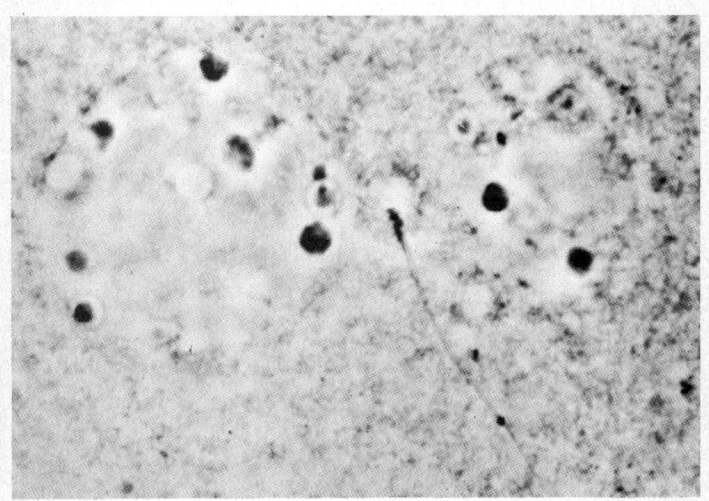

R. W. Noyes

Auf dieser Mikrophotographie, die das Innere eines menschlichen Eies zeigt, liegen die beiden kreisförmigen Körper der Elternzellkerne nebeneinander im Augenblick der Empfängnis. Dieses Ei wurde ebenfalls bei einem operativen Eingriff entdeckt. Der größere Körper enthält die Erbanlagen der Mutter, der kleinere die des Vaters. Dazwischen befindet sich der Schwanz der Spermazelle, der abfällt, wenn das Spermium das Innere des Eies erreicht hat.

das von dem Ereignis Kunde gäbe. Deshalb können wir niemals genau wissen, wann die Befruchtung vor sich geht, wohl aber wissen wir einigermaßen genau, wie sie vor sich geht.

Das weibliche Ei kommt aus dem Ovarium der Mutter. Die Mutter hat zwei Ovarien, und diese enthalten mehr als eine Viertelmillion unreifer Eizellen, von denen einige bereits seit der Geburt vorhanden sind. Normalerweise reift – abwechselnd in beiden Ovarien – jeden Monat ein Ei, etwa zwei Wochen vor einer erwarteten Menstruation. Das gereifte Ei tritt aus dem Ovarium aus und gelangt in die trompetenförmige Öffnung einer Hohlröhre. Dies ist der Eileiter, die *tuba fallopiae,* die einen inneren Durchmesser von der Stärke einer Haarborste hat und etwa 10 cm lang ist. Je eine solche Tube führt von den Ovarien zur Gebärmutter, dem Uterus. Das winzige runde Ei wird durch einen sanften Strom mütterlicher Flüssigkeiten langsam in der Tube dem Uterus zugetrieben. Das Ei hat eine sehr geringe Lebensdauer, und unbefruchtet würde es bald zugrunde gehen. Um überleben zu können, muß es am ersten, spätestens aber am zweiten Tage nach seinem Eintritt in die Tube von einer männlichen Zelle befruchtet und aktiviert werden.

Die männlichen Zellen werden in den Testikeln des Vaters produziert. Man nimmt an, daß ständig viele Millionen neuer Zellen erzeugt werden und daß die Zellen, die die Mutter erreichen, frisch sind. Die männlichen Zellen haben eine längere Lebensdauer als die weiblichen. Sie bleiben drei Tage und vielleicht sogar noch länger lebendig. Darum glaubt man, daß die männlichen Zellen manchmal einige Tage im Eileiter der Mutter leben und dort auf die Eizelle warten können. Dadurch würde die Zeitspanne, in welcher ein Baby empfangen werden kann, auf etwa fünf Tage im Monat verlängert, wenn nicht auf noch mehr. Die Aussicht, daß in der Fruchtbarkeitsperiode eine Empfängnis stattfindet, wird dadurch erheblich vergrößert, daß der Vater normalerweise einen gewaltigen Überschuß an Geschlechts-

zellen produziert. Mindestens zwanzig Millionen Spermazellen
– und oft sogar bis zu fünfhundert Millionen – pflegen in einem einzigen Ejakulat vorhanden zu sein. Die Natur hält einen
Überfluß an Zellen bereit, aber viele Millionen von ihnen erreichen nicht ihr Ziel, nachdem sie in den Körper der Mutter einge-
drungen sind. Nur einige Dutzend der ursprünglichen Millionen gelangen in die Nähe des Eies, das zu dieser Zeit noch hoch
oben im Eileiter treibt. Man schätzt, daß diese Zellen die Entfer-
nung von 18 cm in etwas mehr als einer Stunde zurücklegen
und ihr Ziel durch Zufall erreichen.

Jede Spermazelle bringt den väterlichen Erbanteil zum Ei. Zu
den Eigenschaften, die der Vater beiträgt, gehört das Geschlecht
des Kindes. Es gibt zwei Arten von Spermazellen: eine – die
Y-Spermie – bewirkt einen männlichen Nachkommen, die an-

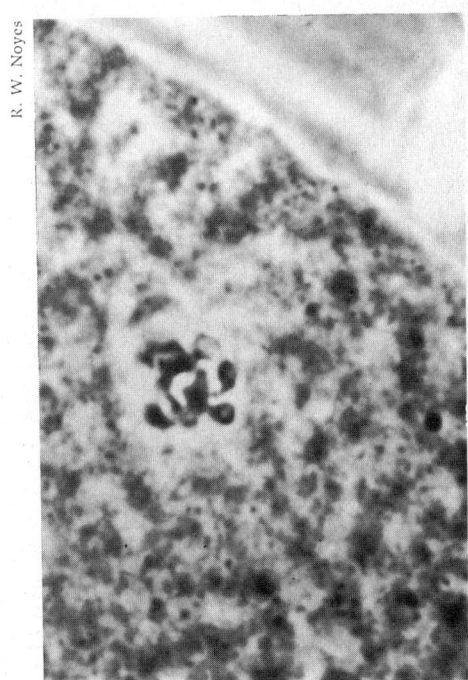

Die mütterlichen Erb-
anlageträger, dieChro-
mosomen, die sich
hier auf eine mög-
liche Befruchtung vor-
bereiten, sind auf die-
ser stark vergrößer-
ten Mikrophotogra-
phie des Inneren eines
menschlichen Eies in
der Bewegung fest-
gehalten.

R. W. Noyes

dere – die X-Spermie – einen weiblichen. Das Männliche über-
wiegt offensichtlich gegenüber dem Weiblichen, denn der Geburt von 100 Mädchen-Babys steht die Geburt von 106 Kna-
ben-Babys gegenüber.

Die Erbmitgift von Vater und Mutter befindet sich in den
Kernen der beiden Elternzellen. Der männliche Kern sitzt im
Kopf des Spermiums, der weibliche in der Mitte der Eizelle. In
jedem Kern befinden sich Elemente, die Gene genannt werden,
und zwar mindestens fünfzehntausend in jedem. Die Gene sind
so klein, daß sie durch kein Mikroskop gesehen werden können.
Sie sind Träger chemischer Instruktionen für sämtliche Einzelheiten des neuen Babys. Die ‹Instruktionen› sind in den Genen
durch die Moleküle ihrer Grundsubstanz, einer Nukleinsäure,
enthalten. Wenn man sich die Moleküle als Symbol denkt, wie
z. B. ein Alphabet, so kann man sich vorstellen, wie diese mole-
kularen «Buchstaben» durch vielfältige Zusammenstellungs-
möglichkeiten jedes Gen mit den verschiedensten Instruktionen
versehen können.

Wenn der Spermium-Kern den Ei-Kern erreicht hat, legen
sich beide nebeneinander, und ihr Inhalt vermischt sich. Während dieser halben Stunde werden in dem nadelspitzengroßen
Ei alle Eigenschaften des neuen Babys festgelegt, darunter die
Wesensmerkmale der menschlichen Spezies und auch individuelle Charakteristika, wie männliches oder weibliches Geschlecht,
die Farbe von Augen, Haaren und Haut, die Gestaltung von
Gesicht und Körper, die Tendenz, groß oder klein, dick oder
dünn, von robuster oder wenig widerstandsfähiger Gesundheit
zu sein, und ohne Zweifel auch die Tendenz zu gewissen Eigenschaften des Temperaments und der Intelligenz. Bei so vielen
Genen, wie sie bei der Vereinigung der Elternzellen zusam-
mentreffen, sind fast unbegrenzte Möglichkeiten für neue Va-
riationen der vorhandenen familiären Anlagen gegeben. Jedes
neue Baby ist ein Individuum eigener Art, das niemals gänz-

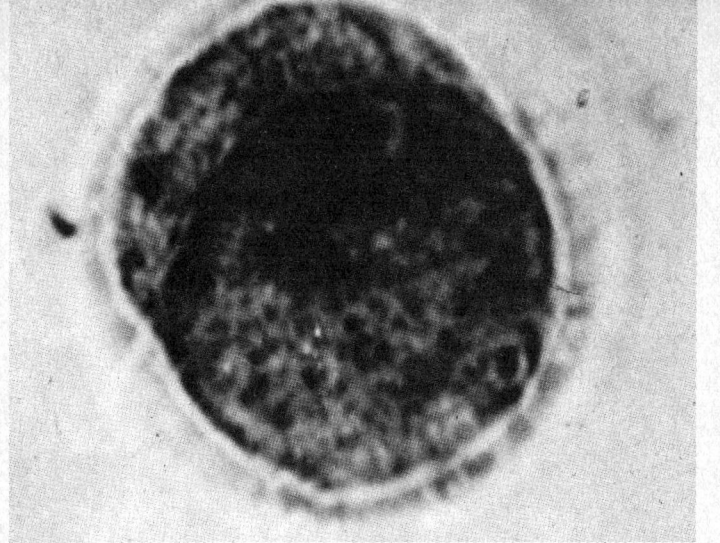

Ovum Humanum, L. B. Shettles

Der erste Tag des künftigen Babys beginnt, sobald sich diese ersten beiden Zellen aus dem einzelnen Ei entwickelt haben.

lich einem Elternteil oder irgendeinem seiner Vorfahren gleicht.

Wenn sich die Synthese der beiden elterlichen Kerne innerhalb des Eies vollzogen hat, bilden sich zwei neue Kerne. Die genetische Ausstattung dieser beiden neuen Kerne unterscheidet sich von jener beider Elternkerne: sie ist eine Mischung von beiden. Der Augenblick, in dem sich die beiden neuen Kerne bilden und das nunmehr befruchtete Ei sich teilt, ist der Anfang für das Leben eines neuen Individuums: die erste Stunde des ersten Tages.

In diesem Buch wird das Alter des Babys immer von dieser Stunde an gerechnet. Sie ist jedoch im individuellen Fall so schwer zu ermitteln, daß man das pränatale Alter gewöhnlich von der letzten Menstruation der Mutter an datiert. Die Ärzte sprechen in der Schwangerschaft vom menstruellen Alter, nicht vom tatsächlichen. Einem alten Brauch zufolge erklärten die Chinesen ein Kind bei der Geburt für ein Jahr alt. Sie wußten schon vor langer Zeit, daß unser Leben nicht erst am Tag unserer Geburt beginnt.

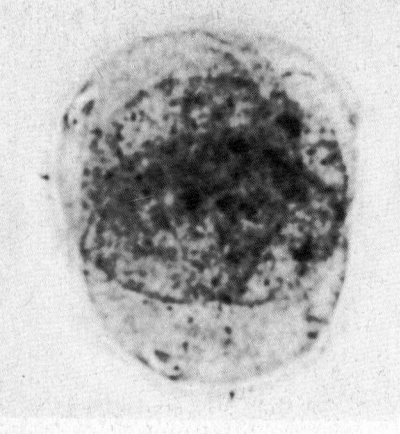

DIE ERSTE WOCHE

Innerhalb einer Woche wachsen die ersten beiden Zellen des neuen Lebewesens in ständiger Vermehrung auf mehr als hundert Zellen an. (Beide zusammen sind noch kleiner als ein Punkt und auch noch von der kaum gedehnten *membrana pellucida* umhüllt, derselben, die das Ei umschlossen hielt.) Während der ersten drei oder vier Tage treibt dieser sogenannte Zellcluster langsam durch die zur Gebärmutter führende Tube. Etwa am vierten Tag kommt der Cluster im Uterus an. Dort treibt er weitere zwei oder drei Tage umher. Dann, gegen Ende der Woche, heftet sich die Traube an die innere Wand der Gebärmutter und bleibt dort, fest eingepflanzt, bis zur Geburt.

Die Gebärmutter ist für die Aufnahme des Zellclusters gut vorbereitet. In ihrer fingerhutgroßen Höhlung enthält sie eine wässerige Flüssigkeit, die reich an Zuckern und Salzen ist. Der freischwimmende Zellcluster kann aus ihr Nahrung beziehen und wird durch die Flüssigkeit auch vor Beschädigung geschützt.

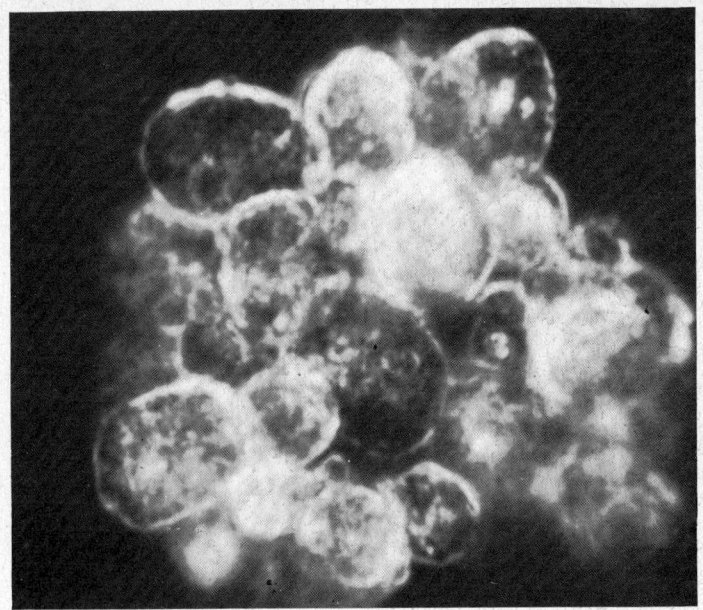

Innerhalb von 2 Tagen nach der Empfängnis vermehren sich die neuen Zellen auf vier (Seite 32). So geht es weiter, und es entsteht eine große Gruppe von Zellen, genannt «Maulbeere» (oben). Diese beiden Aufnahmen sind Mikrophotographien von menschlichen Zellen, die im Labor künstlich befruchtet wurden.

Wenn der treibende Zellcluster reif zur Einpflanzung ist, dann ist auch die Auskleidung des Uterus so weit vorbereitet, daß sie einen fruchtbaren Boden liefern kann. Hierin besteht die besondere Aufgabe des Menstrualzyklus, eines Zyklus, der regelmäßig das Gewebe der Gebärmutter erneuert und wieder aufbaut. Der Zyklus beginnt nach jeder Menstruation damit, daß die zuvor abgestoßene innere Auskleidung des Uterus erneut zu einer dicken, schwammartigen Schicht aufgebaut wird. Diese stellt ein ideales Bett für einen einzupflanzenden Zellcluster dar, denn das erneute Gewebe hat die für einen wachsenden Embryo notwendige reiche Blutzufuhr. Wenn innerhalb eines

33

Monats keine Befruchtung stattgefunden hat, endet der Menstrualzyklus mit der Menstruation, dem Auflösen und Abstreifen des aufgebauten Gewebes. Sie ist gelegentlich als das Weinen eines enttäuschten Uterus bezeichnet worden. Ist der Uterus nicht enttäuscht worden, wird die Menstruation durch eine Umstellung im mütterlichen Hormonhaushalt unterdrückt, und das nahrungsreiche Gewebe baut sich während der ganzen Schwangerschaft weiter auf, um dem Baby gastliche Lebensbedingungen zu sichern.

Wenn der vier Tage alte Zellcluster in der Gebärmutter ankommt, besteht er aus etwa drei Dutzend Zellen. Sie liegen dicht verpackt beieinander und werden in der Fachsprache als *morula* bezeichnet (lateinisch: Maulbeere). Die Zellen der ‹Maulbeere› gleichen den ersten Zellen aller Lebewesen: der Wirbellosen, der Fische, der Vögel und der Säugetiere. Aber die Ähnlichkeit ist nur oberflächlich. Bei mikroskopischer Prüfung unterscheiden sich die menschlichen Zellen von den Zellen anderer Tiere in kleinen Details – etwa um soviel, wie sich zwei Uhren ungleicher Herstellung voneinander unterscheiden. Von der ersten Stunde an sind die menschlichen Zellen eindeutig menschlich.

Wie kommt es nun, daß diese ersten menschlichen Zellen nicht ihresgleichen, sondern eine Vielfalt hochspezialisierter Zellen hervorbringen, die den verschiedenen Aufgaben aller Teile des menschlichen Körpers gerecht zu werden vermögen? Wir kennen den Steuerungsmechanismus nur zum Teil, aber wir wissen, daß es die in die Gene eingeschriebenen ‹Instruktionen› sind, die eine Art Generalanweisung erteilen. Wenn sich die Zellen vermehren, werden die Anweisungen von Zelle zu Zelle weitergegeben. Aber die neuen Zellen folgen nicht allen Instruktionen. Sie antworten nur auf einen Teil von ihnen, einige auf diesen Teil und andere auf jenen. Auf diese Art entwickeln sich viele der neuen Zellen anders als ihre Bruderzellen. Mit

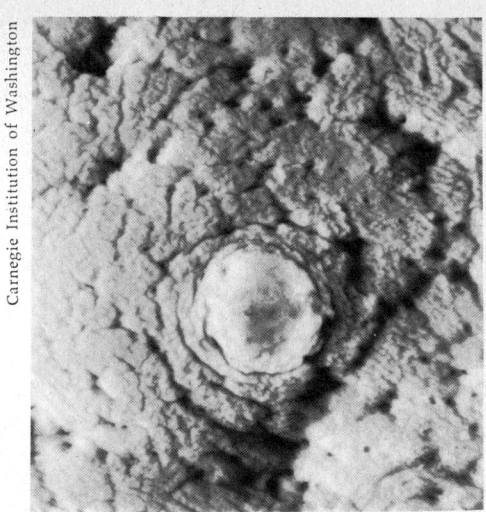

Carnegie Institution of Washington

Ein Embryo, der in seiner kuppelförmigen Kapsel
«nistet», ist eingebettet in das weiche, schwamm-
artige Gewebe der Gebärmutter. Auf dieser Vergrößerung sieht es aus wie eine Mondlandschaft.

den Worten der Embryologen: die Zellen differenzieren sich.
Die drei Dutzend Zellen der Maulbeere sind bereits differen-
ziert. Einige sind kleiner als die anderen. Die kleineren bilden
Gewebe, die bei der Geburt abgestoßen werden (wie zum Beispiel die ‹Nachgeburt›), sowie äußere Hüllen, die das wachsende Baby ernähren und umgeben. Die größeren Zellen bringen
den Embryo selber hervor. Zur Vorbereitung darauf differenzieren sich die größeren Zellen schon frühzeitig. Eine Schicht
der größeren Zellen bringt die spezialisierten Zellen des Gehirns, des Rückenmarkes, der Nerven und der Haut hervor. Eine andere Schicht ist Grundlage für den Verdauungsapparat,
die Leber und das Pankreas. Aus der dritten Schicht entstehen
Skelett, Herz, Blutgefäßsystem und Muskulatur.

Während die Maulbeere in der Flüssigkeit des Uterus um-

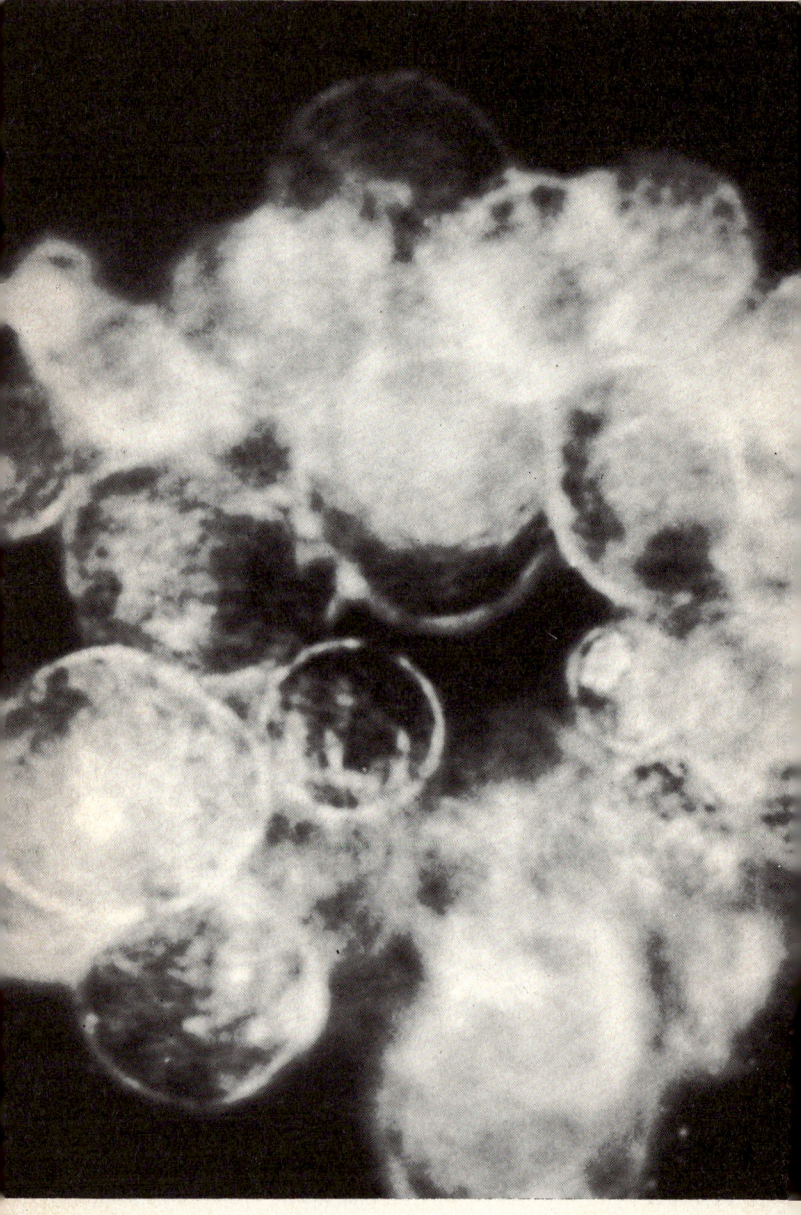

hertreibt, vermehren sich ihre drei Dutzend Zellen zu etwa einhundertfünfzig differenzierten Zellen. Bei diesem Prozeß entsteht im Inneren der vollen Maulbeertraube ein Hohlraum. Sie wird nun als Blastocyst bezeichnet (griechisch βλαστός : der Keim, und κύστις: die Blase). Am sechsten oder siebten Tage siedelt sich, möglicherweise infolge eines Bedürfnisses nach neuen Nahrungsquellen, die ‹Keimblase› an und gräbt sich in die schwammige Innenwand des Uterus, zumeist an dessen oberer Wölbung ein. Dieser Vorgang wird ‹Nistung› genannt. Beim Nistungsprozeß werden winzige Gefäße des mütterlichen Gewebes geöffnet. Die Spuren zerstörten Gewebes und die frei gewordenen Tröpfchen mütterlichen Blutes sind Nahrung für die wachsenden Zellen. Die Zellen absorbieren die Nährstoffe auf die gleiche Weise, wie Pflanzen Nahrung aus dem feuchten Boden ziehen. Tatsächlich treibt die menschliche Traube auch bald ein feines Netzwerk von Wurzeln aus, die *villi* (lateinisch: Haarbüschel). Außer zur Nahrungsaufnahme dienen die *villi* auch dazu, die Zelltraube fest im Uterus zu verankern.

Wenn wir zu diesem Zeitpunkt mit einem Vergrößerungsglas in die Gebärmutter hineinschauen könnten, sähen wir einen blaß lavendelfarbenen Boden und in ihm ein winziges Bläschen auf rotem Grund. Das durchsichtige Bläschen ist das zukünftige Baby. Der rote Kranz ist die leichte Wunde, die durch das Eindringen in das mütterliche Gewebe hervorgerufen worden ist. Gegen Ende der ersten Woche beginnt das mütterliche Gewebe über dem Eindringling zu verheilen und eine narbige Kapsel um den Zellcluster zu bilden. Der Cluster erhält dadurch einen zusätzlichen Schutz. Im Innern der undurchsich-

Nach 6 Tagen besteht der werdende Mensch aus etwa 150 Zellen, die eine Hohltraube bilden. Diese empfindliche Zelltraube wird sich verkapseln und in das Gewebe der Gebärmutter einbetten, wie es auf Seite 35 zu sehen ist.

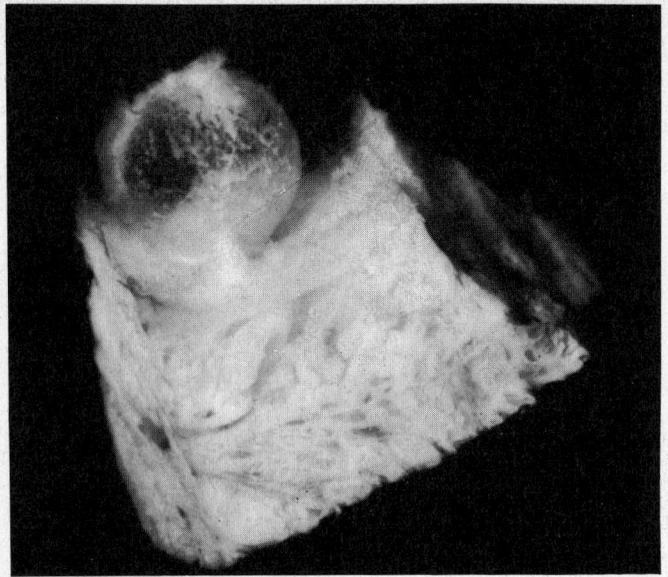

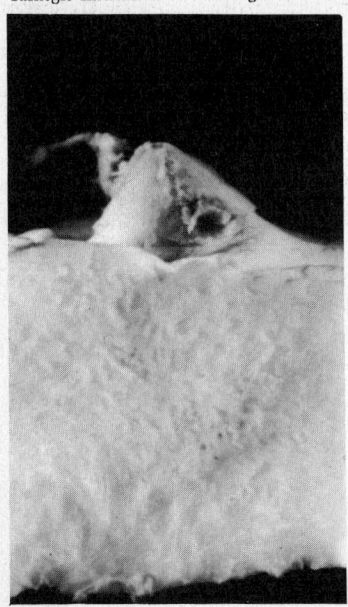

Die Kapsel hat sich gebildet, in welcher der empfindliche Embryo beherbergt, ernährt und in den Uterus eingebettet wird (oben links). Die Kapsel wächst und sieht auf einer Vergrößerung wie ein Bergplateau aus.

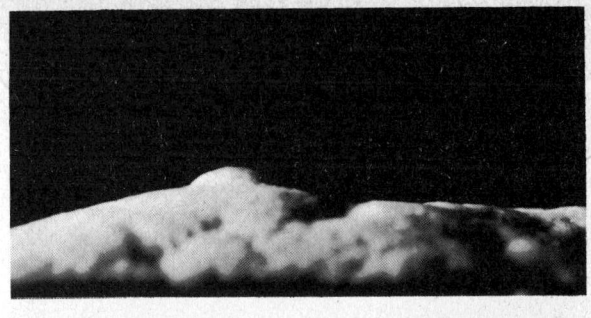

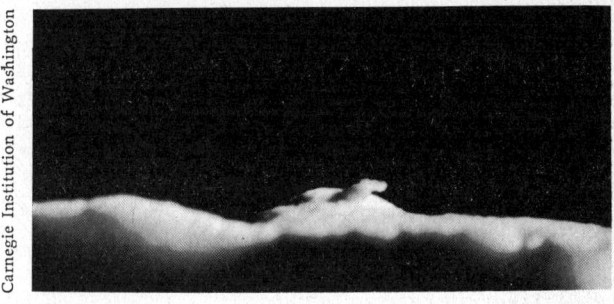

tigen Wände der Kapsel vollzieht sich jetzt eine großartige Metamorphose. Bald wird sich der Zellcluster, der an Größe zunimmt und sich stündlich verändert, in ein deutliches menschliches Wesen mit Kopf und Körper, Armen und Beinen, Fingern und Zehen verwandelt haben.

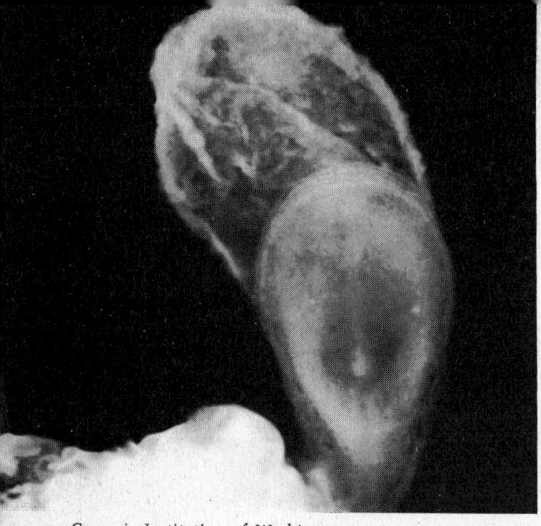

Im ersten Monat entsteht ein menschliches Wesen mit einem Körper und einem schlagenden Herzen. In der zweiten Woche formt sich aus den neuen Zellen das sogenannte «Embryonalschild», das die vorläufigen Erstgewebe für den ganzen Körper enthält.

Carnegie Institution of Washington

DER ERSTE MONAT

Am neunten Tage beginnt die Umwandlung des jetzt fest in die Gebärmutter eingenisteten Zellclusters zu einem Embryo. In den folgenden Tagen vermehren sich die Zellen von Hunderten zu vielen Tausenden und lassen die hochspezialisierten Organe eines menschlichen Körpers entstehen. Jeder Zellsorte wird bei diesem täglich fortschreitenden Aufbauprozeß ein bestimmter Platz zugewiesen. So hat der Embryo am vierundzwanzigsten Tage noch keine erkennbaren Arme oder Beine. Aber achtundvierzig Stunden später sind die Ansätze der Arme, winzige Knospen an den Seiten des Rumpfes, plötzlich vorhanden. Die Beine sind erst zwei Tage später zu sehen. Sie bleiben in ihrer Entwicklung noch bis zum dritten Lebensjahr ein wenig hinter den Armen zurück.

Gegen Ende des ersten Monats hat sich ein ganzer Embryo entwickelt. Von Kopf bis Fuß ist er etwa 4 mm groß. Er hat die Form einer halten Erbse, ist zart wie Gelee und enthält nur

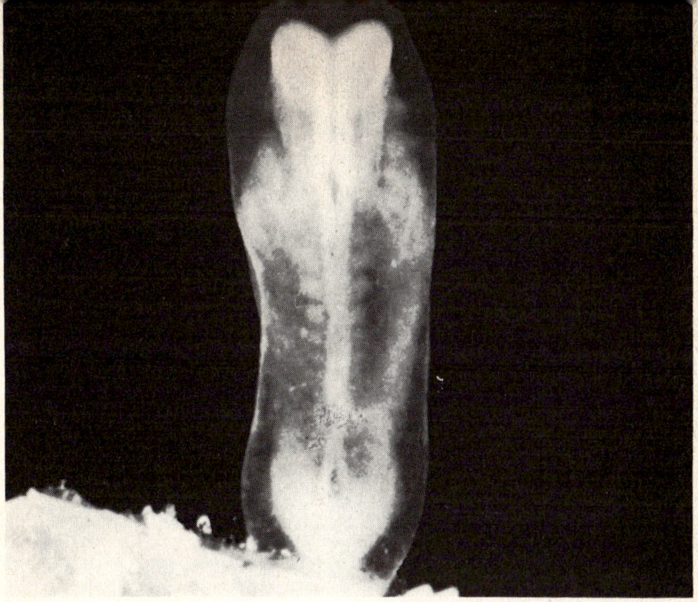

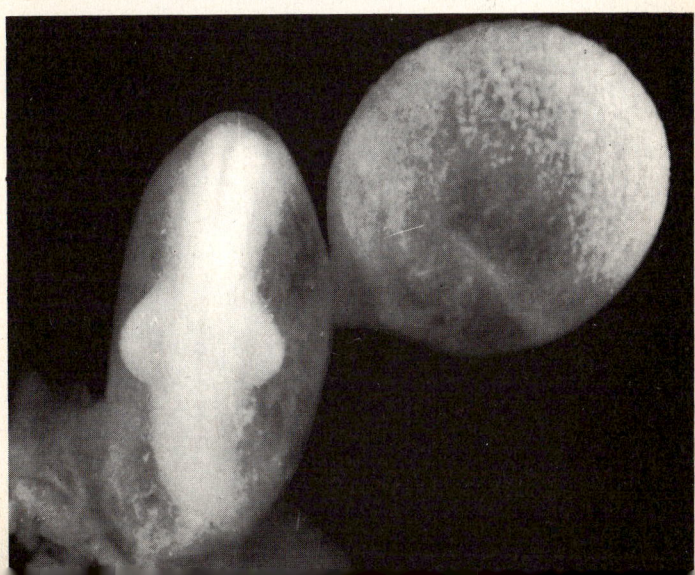

Carnegie Institution of Washington

In der dritten Woche wandelt sich das Schild in ein röhrenförmiges, faltiges Gebilde um (oben) mit einem schlagenden Herzen, Gehirn, Rückenmark und Vorläufern für die Wirbel. Alles ist umgeben von einer durchsichtigen Hülle, dem Amnion, und ist etwa 2,5 mm groß. In der vierten Woche kommt ein winziges Wesen zum Vorschein, das aussieht, als ob es die Arme in die Seiten gestemmt hat. Es ist mit einem ballonartigen Dottersack verbunden; man nimmt an, daß es sich um ein entwicklungsgeschichtliches Überbleibsel handelt, das im Menschen eine noch unbekannte Funktion ausübt. Das kleine Wesen ist jetzt kaum 6 mm groß.

E. Ludwig

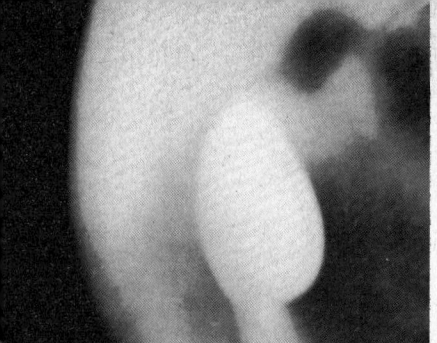

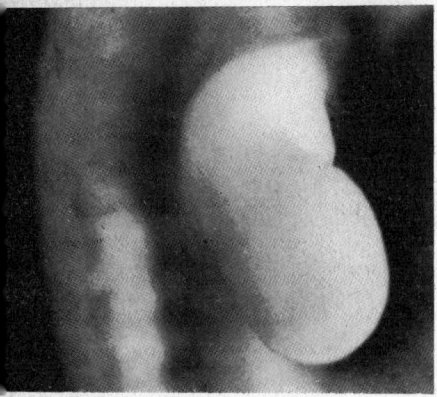

An den Armknospen zeigt sich die große Wachstumsgeschwindigkeit: Gegen Ende des ersten Monats sind es nur einfache Knötchen. Zwei Tage später haben sich Ober- und Unterarm ausgebildet. Nach weiteren drei Tagen sind schon Hand-‹Teller› mit angedeuteten Fingern vorhanden s. S. 53.

wenig Substanz. Nur mit Mühe kann man die feineren Details seiner Struktur erkennen. Aber der Körper hat einen Kopf mit rudimentären Augen und Ohren, einem Mund und mit einem Gehirn, das bereits menschliche Charakteristika zeigt. Einfache Nieren sind vorhanden, eine Leber ist da, ein Verdauungstrakt, eine primitive Nabelschnur, ein Blutstrom und ein Herz. Das Herz schlägt gewöhnlich vor dem fünfundzwanzigsten Tage. Es ist nur ein primitives Herz, ein U-förmiges Rohr von 2 mm Länge. Aber der 25 Tage alte Embryo ist so klein, daß das winzige Herz eine große Ausbuchtung an seinem Körper hervorruft. Dieses Herz ist, an der Größe des Körpers gemessen, neunmal größer als im erwachsenen Zustand. Nach einigen Tagen schlägt es fünfundsechzigmal in der Minute und läßt das neu-

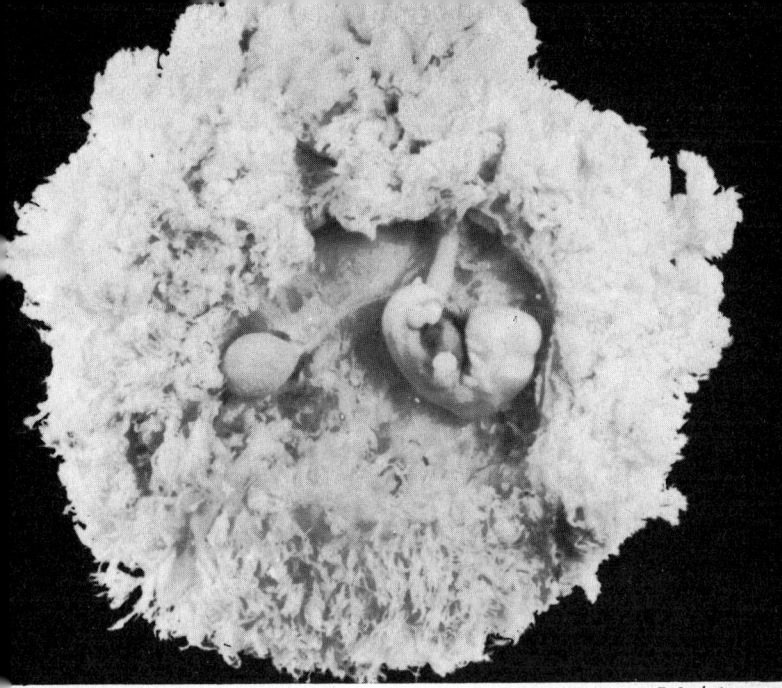

E. Ludwig

Im Alter von einem Monat besitzt der Embryo (hier dreifach vergrößert) einen großen Kopf mit faltigen Gebilden, die fälschlich als Kiemen angesehen werden könnten, jedoch Ausgangsmaterial für Ohren und Kinnbacken sind. Die winzige Spitze des Rückenmarks könnte als Schwanz mißdeutet werden. Der Embryo liegt in einer Kapsel, deren üppige Wurzeln für Verankerung und Ernährung sorgen. Die kleine runde Masse zur Linken ist der Dottersack, der sich weit vom Embryo entfernt hat.

gebildete Blut zirkulieren, das zur Nahrungsversorgung des Embryonalgewebes benötigt wird. Das Blut durchströmt den Embryo in einem einfachen geschlossenen Gefäßsystem, das von der mütterlichen Blutzirkulation getrennt ist.

Der einen Monat alte Embryo hat schon eine lange Entwicklung hinter sich, aber er sieht noch nicht sehr menschlich aus. Er scheint einen Schwanz zu haben; er hat Furchen an den Seiten des Kopfes, die an Kiemenspalten erinnern; er hat Arm- und Beinknospen, die nicht gerade wie menschliche Arme und Beine

43

aussehen. Manchmal wird behauptet, daß der menschliche Embryo «die Entwicklungsgeschichte der Menschheit rekapituliert» und daß er zuerst einem Fische und später vielleicht einem Affen ähnelt, bevor er ein Baby wird. Das ist nicht wahr. Die vermeintlichen Kiemen sind keine Kiemen, und der Schwanz ist kein Schwanz. Der Auswuchs, der bei Vergrößerung wie ein Schwanz aussieht, ist in Wirklichkeit nicht größer als ein Stecknadelkopf. Der scheinbare Schwanz umschließt das Ende des frühen Rückenmarks, das in Vorbereitung auf das kunstvolle menschliche Nervensystem zeitweilig länger ist als der übrige Körper. Aus dem ‹Schwanz› wird später das Ende der menschlichen Wirbelsäule, das Steißbein. Die vermeintlichen Kiemen sind keine Öffnungen und haben keine Kiemenblätter. Es sind fünf Gewebsfalten, die sich am Kopfansatz aufgeworfen haben und das Ausgangsmaterial für Kinn, Wangen, Rachen und äußere Ohren enthalten. Ein menschlicher Embryo hat gewisse Ähnlichkeit mit dem Embryo eines Fisches, eines Affen oder anderen Tieres, weil alle Embryonen aus einzelligen Eiern entstehen und Schritt für Schritt aus Zellen aufgebaut werden. Die naturgegebenen Möglichkeiten für Elementarstrukturen sind begrenzt, und in allen anfänglichen Entwicklungsstufen erscheinen die gleichen Formen. So entwickeln sich die Fischkiemen aus ähnlichen Gewebsfalten wie die Rachenteile des Menschen. Der Schwanz eines Affen wächst aus der gleichen Anlage, die bei uns zum Steißbein wird.

Die Einfachheit der Struktur verändert sich bald. Die Entwicklung geht jeden Tag weiter und läßt aus dem Embryo allmählich ein Individuum werden. In den ersten Wachstumsstufen hat jeder Embryo nur so einfache Teile, wie sie zum Weiterleben gerade erforderlich sind. Ihnen folgen rechtzeitig immer kompliziertere Organe, die wieder Vorstufen der endgültigen Formen sind. Die ständig sich vermehrenden Zellen werden zunehmend differenzierter und spezialisierter. Sie müssen nach ei-

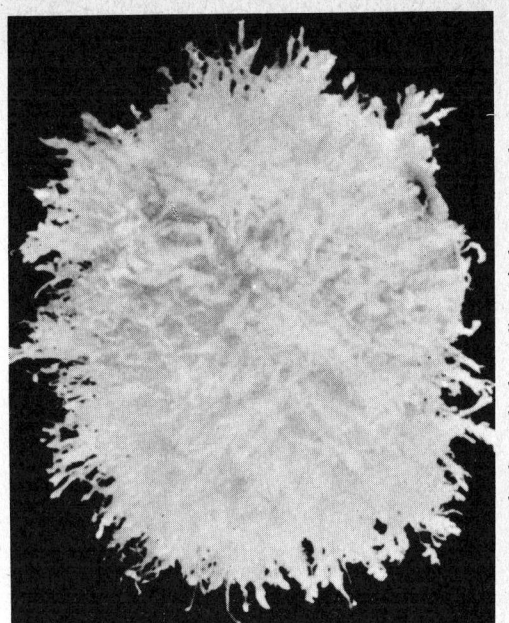

Courtesy L. B. Shettles, Columbia College of Physicians and Surgeons

Das Wurzelwerk der Kapsel im ersten und zweiten Monat. Die Kapsel ist in die Gebärmutter eingebettet und umschließt den Embryo.

nem Organisationsplan zu einem Körper zusammengefügt werden. Jede Zellart muß zur rechten Zeit und am rechten Ort erscheinen. Viele Jahre biologischer Forschung sind dem Studium dieses Organisationsplans gewidmet worden. Die jüngsten Entdeckungen machen wahrscheinlich, daß die Zellen sich gegenseitig beeinflussen, vermutlich auf chemischem Wege. Durch die Beeinflussung werden in erster Linie Zellen gleicher Art zusammengehalten. Alle Nierenzellen zum Beispiel üben eine gewisse Kontrolle übereinander aus. Weiter gibt es eine Beeinflussung zwischen verschiedenen Gruppen von Zellen, so daß diese sich ganzheitlich entwickeln. Jede Zellengruppe gehorcht den Anforderungen der anderen Gruppen. Jedes Organ funktioniert nur in Beziehung zu den anderen Organen.

Dr. George W. Corner gibt in seinem Buch *Ourselves Unborn* ein anschauliches Bild für das progressive Organisationssystem:

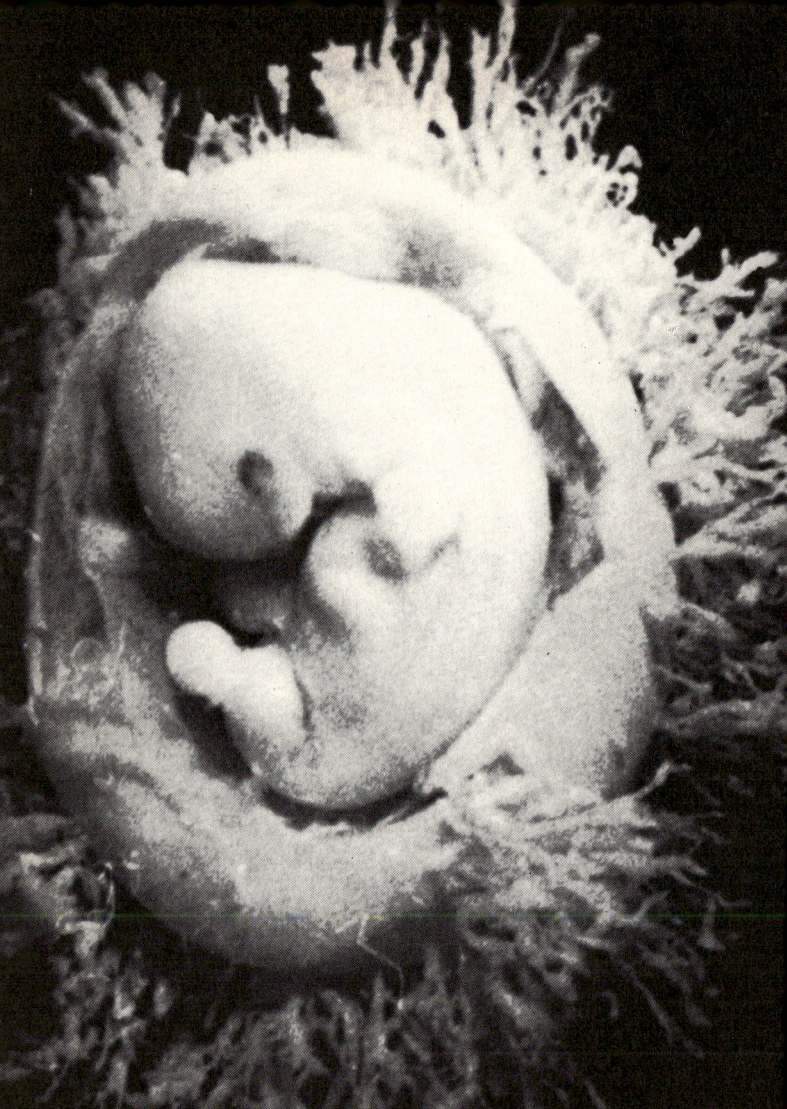

Courtesy L. B. Shettles, Columbia College of Physicians and Surgeons

Die geöffnete Kapsel zeigt den Embryo in der fünften Woche. Nach weite-
ren ein oder zwei Wochen sieht er einem Baby schon sehr viel ähnlicher. Der
Embryo hat eine noch primitive Nabelschnur, die ihm aus dem Wurzelwerk
Nahrung zuführt.

46

«Stellen wir uns eine kleine Werkstatt vor, die ein universal begabter Mann gegründet hat. Seine ersten Angestellten lernen von ihm und werden, nachdem der Betrieb gewachsen ist, zu Abteilungsleitern, die ihre eigenen Abteilungen organisieren und Spezialisten ausbilden, die ihrerseits in der Lage sind, innerhalb ihrer eigenen begrenzten Bereiche neue Angestellte auszubilden.»

Der Embryo ist eine eigenständige Einheit, eine biologische Werkstatt oder Fabrik. Bis zu einem gewissen Grade schafft er sich seine eigene Umwelt. So müssen etwa seine zarten Gewebe ständig von Flüssigkeit umgeben sein, damit sie nicht austrocknen oder verletzt werden. Die Organisatoren des anfänglichen Zellclusters haben die entsprechenden Vorkehrungen getroffen. Noch bevor der Embryo entsteht, vereinigen sich mehrere Zellen, um eine durchsichtige Blase zu bilden. Flüssigkeit dringt aus dem umgebenden mütterlichen Gewebe ein, und so entsteht eine flüssigkeitsgefüllte Kammer innerhalb der Gebärmutter, in der der Embryo – und später das Baby – lebt. Diese Blase, bekannt als ‹Fruchtblase›, ist das Amnion (griechisch: Lamm; Lämmer werden oft in ihren pränatalen Hüllen geboren). Während das Wachstum des Embryos durch seine eigenen Organisatoren gesteuert wird, ist er ernährungsmäßig ganz von der Mutter abhängig. Im ersten Monat wird die Nahrung durch Hunderte von wurzelähnlichen Haarbüscheln aufgenommen, die das transparente Amnion mit dem Embryo umhüllen. Der Transport der Nahrung von den Wurzeln zum Embryo geht durch einen Stiel – eine primitive Nabelschnur – vor sich.

Gegen Ende des Monats beschließt der Embryo die Periode größten Zuwachses und größter körperlicher Veränderung seines ganzen Lebens. Der einen Monat alte Embryo ist zehntausendmal größer als das befruchtete Ei. An die Stelle des einzelnen Eies ist ein fein strukturierter – wenn auch noch unvollkommener – Körper getreten. Nach vier weiteren Wochen, gegen Ende des zweiten Monats, sieht er schon ganz wie ein winziges Baby aus.

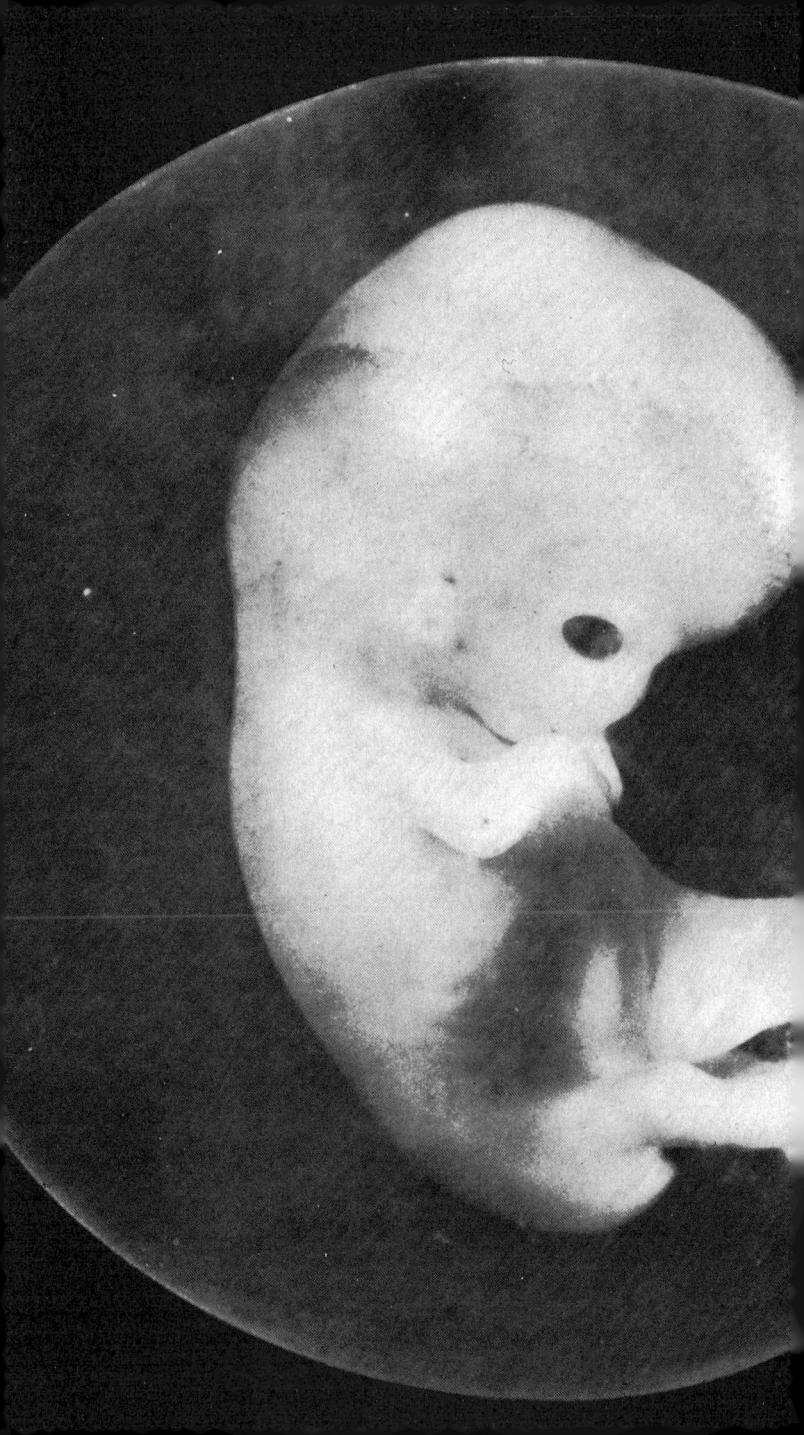

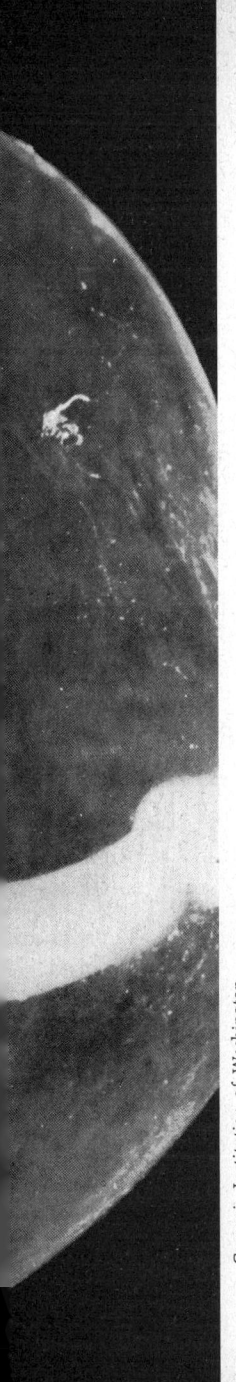

Carnegie Institution of Washington

DER ZWEITE MONAT

In den ersten drei Wochen dieses Monats wird aus dem primitiven Embryo ein wohlproportioniertes Klein-Baby. In seiner siebten Woche weist es die bekannten Züge und alle inneren Organe des künftigen Erwachsenen auf, obgleich es nur etwa zwei Zentimeter groß und ein Gramm schwer ist. Es hat ein menschliches Gesicht mit Augen, Ohren, Nase, Lippen, Zunge und sogar Milchzahnknospen in den Kiefern. Der Körper hat sich schon gerundet, ist mit Muskeln gepolstert und von einer zarten Haut überzogen. Die Arme, nur so groß wie gedruckte Ausrufungszeichen, haben Hände mit Fingern und Daumen. Die langsamer wachsenden Beine haben erkennbare Knie, Knöchel und Zehen.

Der neue Körper existiert nicht nur,

In der siebten Woche ist der Embryo vollständig. Diese Photographie entspricht etwa dem Siebenfachen der natürlichen Größe. Eine Woche zuvor (siehe nächste Seite) war der Körper noch unvollständig, mit kürzeren Armen und noch unausgebildeten Zehen und Ohren.

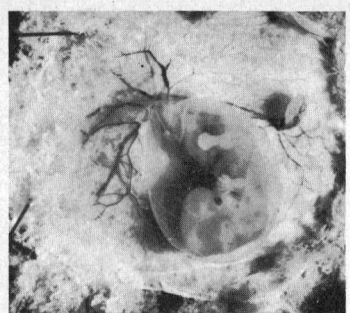

Die sechste Woche. Natürliche Größe.

Carnegie Institution of Washington

er arbeitet auch. Das Gehirn, in seinen Umrissen bereits dem erwachsenen Gehirn ähnlich, sendet Impulse aus, die die Tätigkeiten der anderen Organe koordinieren. Das Herz schlägt heftig. Der Magen produziert etwas Verdauungssaft. Die Leber erzeugt Blutzellen, und die Nieren extrahieren etwas Harnsäure aus dem Blut. Die Muskeln der Arme und des Körpers können schon bewegt werden.

Wenn der Embryo diese Entwicklungsstufe unversehrt und ohne Beeinträchtigung erreicht hat, sind gute Voraussetzungen für die Weiterentwicklung geschaffen. Im wesentlichen verändert der Körper nur noch seine Dimensionen und die Funktionstüchtigkeit seiner Organe, bis er mit fünfundzwanzig oder siebenundzwanzig Jahren ausgewachsen ist.

Es ist sicher bedauerlich, daß die Existenz des werdenden Individuums in den kritischen Wochen der Heranbildung noch nicht wahrnehmbar ist und oft auch unbemerkt bleibt, und zwar deshalb bedauerlich, weil das neue Leben verletzlich ist wie ein zarter Keimling. In dieser Periode strotzenden Zellwachstums, die für den Aufbau des Körpers erforderlich ist, sind die neuen Zellen besonders empfänglich für alle physikalischen und chemischen Einflüsse, seien es gute oder schlechte. Wenn ein Embryo sich nicht richtig entwickelt, ist die Natur bemüht – so könnte

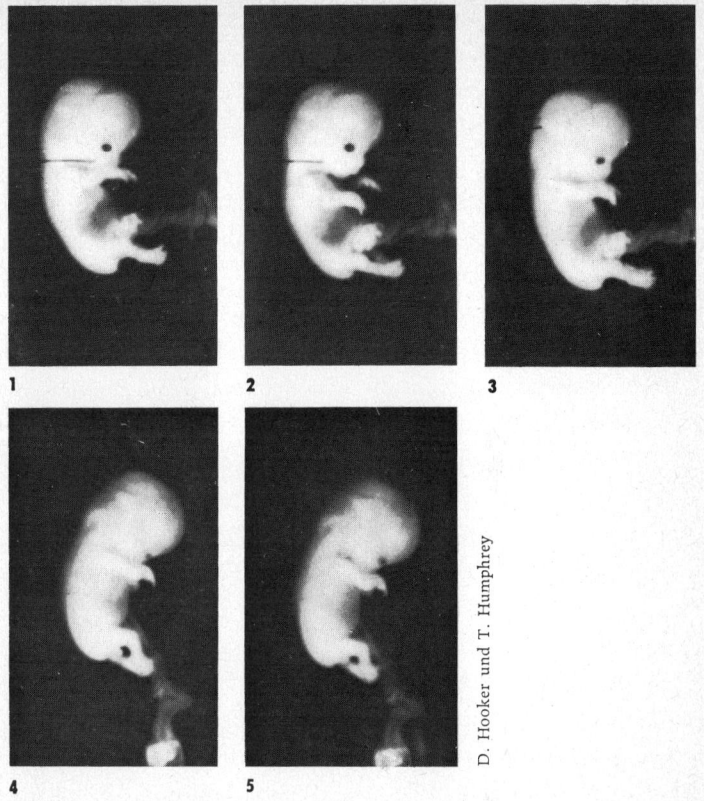

D. Hooker und T. Humphrey

Filmaufnahmen in der siebten Woche lassen die ersten Bewegungen des Embryos erkennen, der jedoch noch so klein ist, daß die Mutter ihn noch nicht spüren kann. Wenn die Oberlippe mit einem feinen Haar berührt wird (1), ziehen sich die großen Rückenmuskeln zusammen und die Arme bewegen sich rückwärts (2). Es kann aber auch sein, daß der ganze Körper sich von dem Reiz durch eine Drehung abwendet (4 u. 5).

man beschönigend sagen –, den begangenen Irrtum durch eine Fehlgeburt zu beseitigen, oft noch bevor man sich der Schwangerschaft bewußt ist. In der Periode des Zellwachstums können Krankheiten von der Mutter auf den Embryo übertragen werden. Die empfindlichsten Teile des Embryos sind anscheinend diejenigen, die im Augenblick der Infektion gerade am schnellsten wachsen. Aus diesem Grunde kann zum Beispiel das Rötelnvirus in verschiedenen Entwicklungsstadien verschiedene Gewebe des Embryos affizieren. Deshalb sollten Mütter sich in den ersten Schwangerschaftswochen vor Infektionskrankheiten hüten. Sie sollten nach Möglichkeit auch Röntgenbestrahlungen vermeiden, weil man weiß, daß diese Strahlen bis zu dem Embryo vordringen können.

Die große Empfindlichkeit der keimenden Zellen hat vielleicht aber einen bedeutenden biologischen Vorteil: Sie bewirkt nämlich, daß die Zellen auf die Anweisungen der Gene und der anderen Zellen reagieren können. Die Wirksamkeit des Benachrichtigungssystems läßt sich sehr gut an der Entwicklung der Ohren sowie der Hände und Füße demonstrieren. Die beiden Ohren entwickeln sich gleichartig und gleichmäßig. Das gilt auch für die beiden Hände und für die beiden Füße. Außerdem sind bei jedem Embryo, sobald er Ohren, Hände und Füße besitzt, diese auch individuell nach den familiären Anlagen gestaltet. In der siebten Woche haben einige Embryonen größere Ohren als andere, einige haben auffällige Ohrläppchen, andere fast keine. Die Hände und Füße zeigen ihre Individualität hauptsächlich in den Hautlinien der Handflächen und Fußsohlen. Nach dem zweiten Monat sind die Hand- und Fußlinien bereits endgültig ausgeprägt.

Unter der Direktive der Gene entwickeln sich die Formen des Embryos streng individuell, dagegen kommen im Zeitplan der Entwicklung kaum individuelle Abweichungen vor. Der Embryo ist wie ein Uhrwerk. Jeder Teil ist mit jedem anderen genau verzahnt. Jeder entsteht auch in einer festliegenden Zeitfolge. Der Zeitplan für den Aufbau eines Körpers ist im allgemeinen so konstant, daß man für jeden der ersten achtundvierzig Lebenstage den Stand der Entwicklung kalendarisch hat festlegen können. Ein Embryologe kann, wenn er einen Embryo

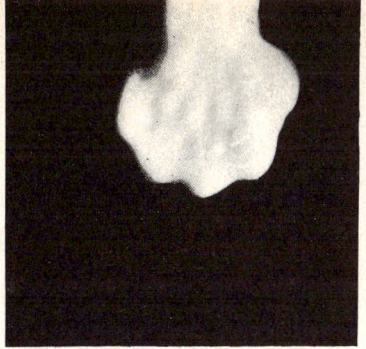

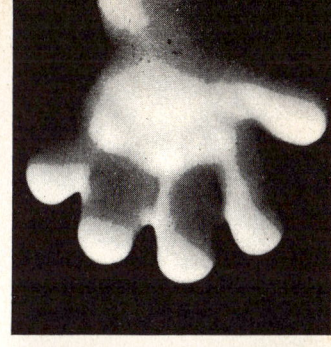

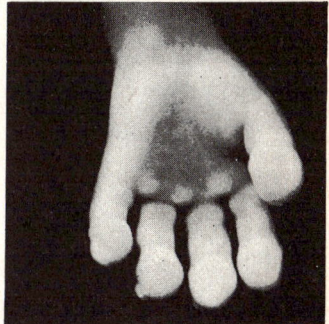

In der fünften Woche entwickeln sich die Hände aus dem sogenannten «Teller» (oben links), und in der sechsten Woche bilden sich die Finger (oben rechts). In der siebten und achten Woche nimmt der Daumen deutlich Gestalt an, und es entstehen die bleibenden Linien in der Handfläche und an den Fingerkuppen.

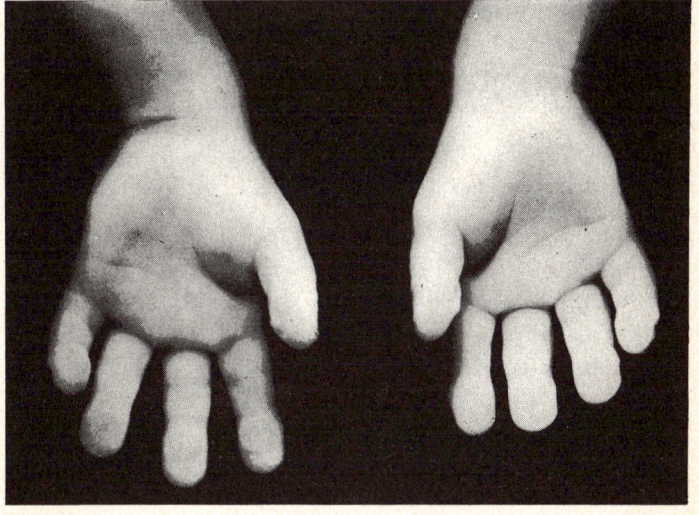

aus dieser Periode vor sich hat, von der Entwicklungsstufe sehr genau auf das Alter schließen.

Nach den Daten des Entwicklungskalendariums wächst der Embryo täglich um einen Millimeter. Aber er wächst nicht gleichmäßig am ganzen Körper, verschiedene Partien wachsen zu verschiedenen Zeiten. Am 30. Tage (oder auch einen Tag früher oder später, entsprechend der Streuung, die allem Lebenden eigen ist) treten die Armknospen als winzige runde Knötchen an den Seiten des Körpers in Erscheinung. Etwa am 31. Tage gliedern sich die Armknospen in Hand-, Arm- und Schulterregionen. Etwa am 33. Tage zeigt die Handregion erste Fingerkonturen. Am gleichen Tage sind die Augen zum erstenmal dunkel, weil in der Retina gerade Pigment gebildet worden ist. Das Gehirn ist an diesem Tage um ein Viertel größer als zwei Tage zuvor. Nach weiteren zehn Tagen zeigt es schon – in verkleinerter Form – die komplizierte Struktur des voll ausgebildeten Gehirns. Ebenfalls am 33. Tage weisen die weit auseinanderstehenden Nasenlöcher Randwülste auf, aus denen sich Nase und Oberkiefer entwickeln. Vier Tage später, am 37. Tage, zeichnet sich im Profil die Nasenspitze ab. Die beiden Nasenlöcher haben sich einander genähert, und eine voll ausgebildete Nase mit zwei getrennten Luftwegen ist jetzt vorhanden. Am gleichen Tage geht der innere Gehörapparat seiner Vollendung entgegen. Die Augenlider fangen gerade an, sich wallförmig um die Augenränder herumzulegen. Nach einer Woche sind die Augenlider so weit gewachsen, daß sie fast den ganzen Augapfel bedecken. Das ist am 44. Tag. Der Embryo verfügt jetzt über einen richtigen Ober- und Unterkiefer und einen Mund mit Lippen, den Ansätzen zu einer Zunge und den ersten Knospen der zwanzig Milchzähne, die in die Zahnfleischwülste eingebettet sind.

Der Embryo ist nun nicht mehr das fast substanzlose Wesen des ersten Monats. In der sechsten Woche hat er die Anlage zu

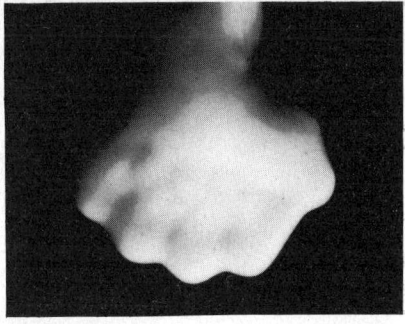

1

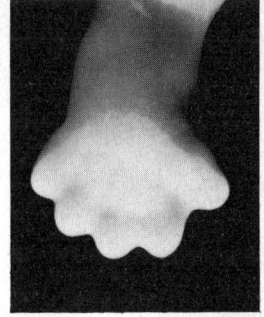

2

Die Entwicklung der Füße beginnt in der sechsten Woche, also etwa eine Woche später als die der Hände. Die beträchtliche Wachstumsgeschwindigkeit geht aus den Photographien 1–3 sehr deutlich hervor. Nur 48 Stunden Wachstum liegen zwischen den Photographien 1 und 3. Ungefähr 4 Tage später ist die Ferse zu erkennen (3). 5 Tage danach ist die Ferse dann gut ausgebildet (4), und gegen Ende des dritten Monats (5) hat der Fuß bereits dasselbe Aussehen wie bei einem Neugeborenen.

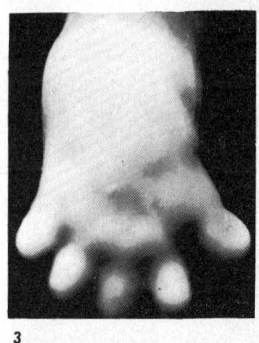

3

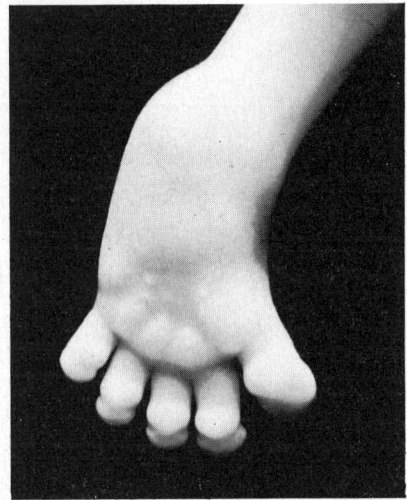

4

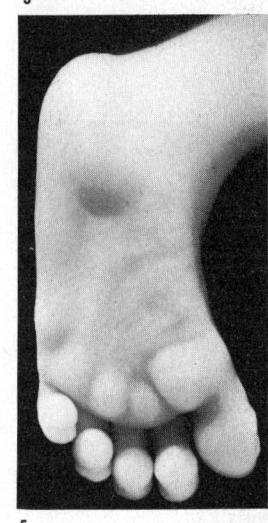

5

einem kompletten Skelett bekommen. Das Skelett besteht noch nicht aus Knochen, sondern, wie die Nasenspitze des Erwachsenen, aus Knorpel. Zwischen dem 46. und 48. Tag ersetzen die ersten richtigen Knochenzellen den Knorpel, immer zuerst in den Knochen des Oberarms.

Das Erscheinen der ersten Knochenzellen deutet auf die Beendigung der Embryonalperiode hin. Dieses Kriterium ist von den Embryologen gewählt worden, weil die beginnende Knochenbildung zeitlich mit der eigentlichen Fertigstellung des Körpers zusammenfällt. Dem Aufbau der Struktur folgt nun der Aufbau der Funktion. Wenn gegen Ende des zweiten Monats aus dem Embryo (griechisch: schwellen, im Innern keimen) ein Fetus (lateinisch: das Junge, der Nachkomme) geworden ist, kann man schon von einem Baby sprechen.

DER DRITTE MONAT

In diesem Monat ist das Baby schon sehr lebhaft, obgleich es
nur etwa 30 Gramm wiegt und noch so klein ist, daß es sich
leicht in einem Gänse-Ei bewegen könnte. Gegen Ende des Monats kann es mit den Beinen stoßen, die Füße drehen, die Zehen
beugen und spreizen, eine Faust machen, den Daumen bewegen,
das Handgelenk beugen, den Kopf drehen, schielen, die Stirn
runzeln, den Mund öffnen und die Lippen fest zusammenpres-
sen. Es kann die Lippen noch nicht zum Saugen spitzen, aber es
kann schon schlucken und tut es oft. Es schluckt von jetzt an bis
zur Geburt beträchtliche Mengen der Amnionflüssigkeit. Es
kann sogar atmen. Lange bevor sich das Atemkontrollzentrum
und das Lungengewebe auf eine richtige Luftatmung eingestellt
haben, fängt das Baby schon an, die Ein- und Ausatembewe-
gungen auszuführen. Auf diese Art werden die Lungen mit
Amnionflüssigkeit durchspült. (Das Einsaugen der Flüssigkeit
ist möglicherweise für die ordnungsgemäße Entwicklung der
Lungenbläschen wichtig.) Das Baby ertrinkt dabei aber nicht
– wie es nach der Geburt der Fall wäre –, da es noch unabhängig von der Luftzufuhr ist. Die Sauerstoffversorgung erfolgt
durch die Nabelschnur von der Mutter aus.

Die Mutter spürt, von seltenen Ausnahmen abgesehen, ihr
lebhaftes Baby noch nicht. Die gerade erst entstandenen Muskeln sind noch schwach. Das Baby ist so klein, daß die Gebärmutter kaum vergrößert ist und noch im Beckengürtel liegt.
Nach einem weiteren Monat, in der sechzehnten Woche, ragt

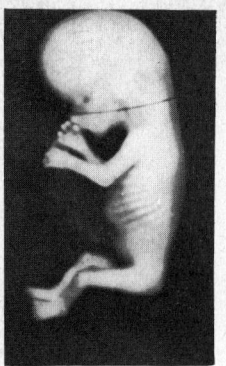 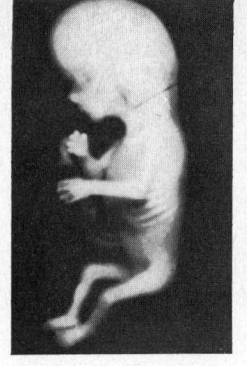 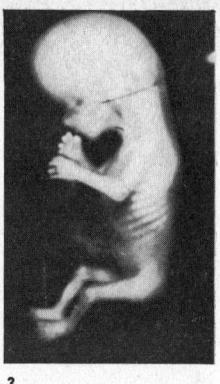

1   2   3

In der neunten Woche reagieren Rücken- und Nackenmuskeln sehr stark, wenn die Lippenpartie berührt wird (1). Das Baby hebt den Kopf und dreht Schultern und Hüften (2). Dann kehrt es in die Ausgangsposition zurück (3). Wenn die Handfläche berührt wird, schließen sich die Finger teilweise (6). Dieses ist die erste lokale Reaktion. Diese Photographien sind einem Film entnommen und zeigen das Baby etwas kleiner, als es in Wirklichkeit schon ist am Ende des zweiten Lebensmonats.

der wachsende Uterus über die Beckengrenzen hervor. Dann ist das Baby viel kräftiger, und die Mutter kann wahrnehmen, wie es sich umwendet und gegen ihre empfindlichen Bauchhüllen stößt. Früher nahm man an, daß diese ersten ‹Lebenszeichen› Ausdruck des beginnenden Lebens seien.

Woher wissen wir aber, daß das Baby sich schon bewegt, bevor seine Lebensäußerungen von der Mutter wahrgenommen werden können? Man hat die Bewegungen mit empfindlichen Seismographen feststellen können, die auf dem mütterlichen Abdomen angebracht worden sind. Man hat aber auch die ersten Bewegungen direkt beobachten können. Der Embryologe Davenport Hooker von der Universität Pittsburgh hat mit mehreren Mitarbeitern im Verlauf von dreißig Jahren viele Tausende von Metern an Filmmaterial zusammengestellt. Darin sind die Bewegungen von frühgeborenen Babys festgehalten, zum Teil schon in der sechsten Lebenswoche, die nur kurze Zeit

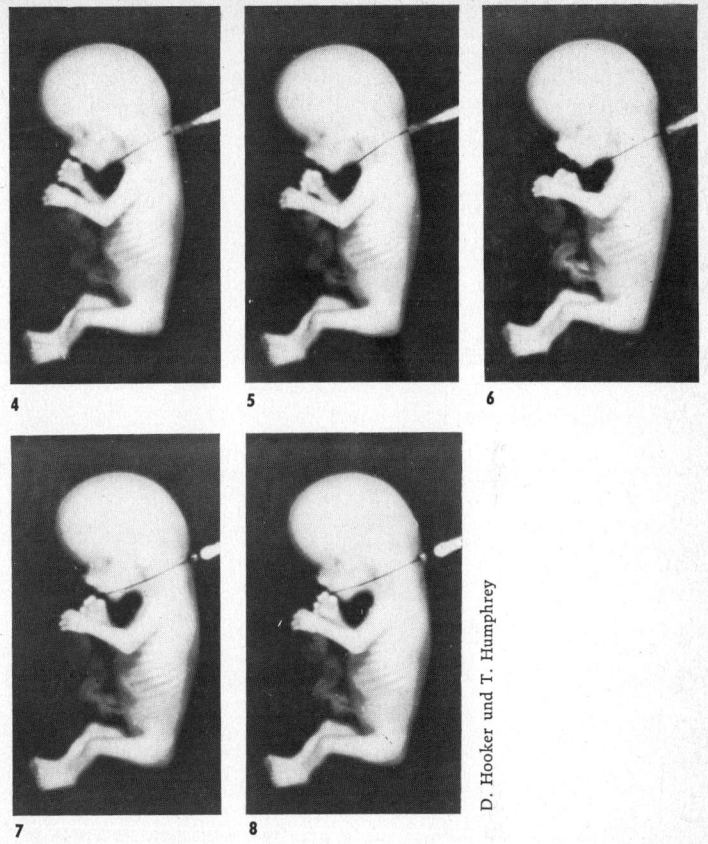

4 5 6

7 8

D. Hooker und T. Humphrey

außerhalb der Mutter leben konnten. Alle Abbildungen dieses Buches, auf denen Bewegungen gezeigt werden, sind diesem Filmmaterial entnommen. Der wissenschaftliche Wert dieser Filme liegt darin, daß sie uns zeigen, wie die Entwicklung des Verhaltens Schritt für Schritt der Entwicklung des Körpers folgt und sich gleichsam genau nach dem genetischen Plan vollzieht.

Die beiden Grundvoraussetzungen für Bewegung sind Muskeln und Nerven. In der sechsten und siebten Woche fangen Nerv und Muskel an, zusammenzuarbeiten. Wenn die Lippen-

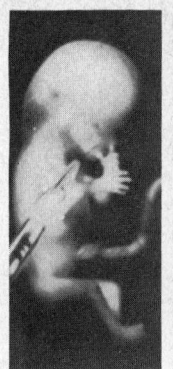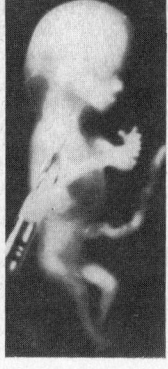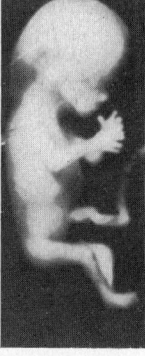

In der zehnten Woche führt die Berührung der Lippenregion zu einer heftigen Strekkung des Körpers einschließlich der Beine.

region, die als erste berührungsempfindlich ist, vorsichtig gestreichelt wird, reagiert der Embryo mit einer Seitwärtsbeugung des Oberkörpers und einer schnellen Rückwärtsbewegung der Arme. Man spricht von einer Totalreaktion, weil sie den ganzen Körper und nicht den berührten Körperteil betrifft. Lokalisierte und angemessenere Reaktionen wie zum Beispiel das Schlucken nach Berührung der Lippen, setzen erst im dritten Monat ein. Zu Anfang des dritten Monats kann sich das Baby zum erstenmal spontan bewegen, also ohne berührt zu werden. Manchmal schwingt der ganze kleine Körper für kurze Augenblicke vor und zurück. Wenige Tage später, mit achteinhalb Wochen, wer-

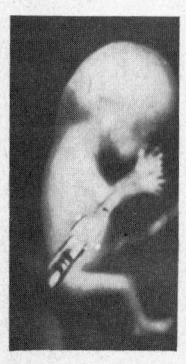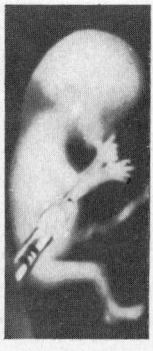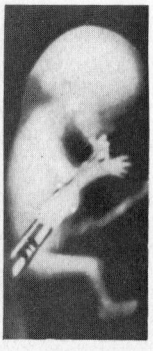

Bei Berührung der Handfläche können sich die Finger schließen, bilden aber noch keine richtige Faust.

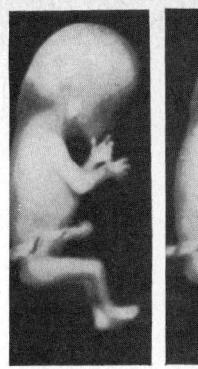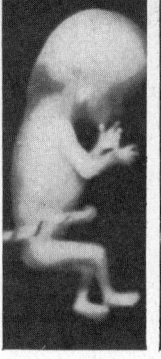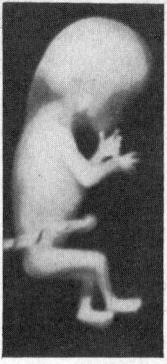

Bei Berührung der Fußsohle reagiert jetzt erstmals auch das Bein.

D. Hooker und T. Humphrey

den die Augenlider und Handflächen berührungsempfindlich. Wenn das Augenlid berührt wird, reagiert das Baby jetzt lokal und schielt. Wenn die Handfläche berührt wird, schließen sich die Finger zu einer halben Faust. Zwei Wochen später kann das Baby die Finger schon besser schließen, aber erst mit dreiundzwanzig Wochen kann es fest zugreifen. Wenn es nach der Geburt zweckgerichtete Bewegungen erlernt, dann erweitert es seine Fähigkeit, einen Gegenstand willentlich zu ergreifen, in der gleichen Reihenfolge, in der sich auch seine pränatalen Fähigkeiten entwickelt hatten. Zuerst streckt das Baby den Arm aus und macht eine halbe Faust, dann lernt es, eine richtige Faust zu machen, und erst später ist es in der Lage, das Gewünschte festzuhalten.

In der neunten und zehnten Woche machen die Fähigkeiten des Babys einen beachtlichen Fortschritt, der sich dadurch erklärt, daß sich in diesen beiden Wochen die Anzahl der Nerv/Muskelverbindungen etwa verdreifacht. Wenn jetzt die Stirn des Babys berührt wird, kann es den Kopf beiseite drehen, die Augenbraue heben und die Stirn in Falten legen. Jetzt kann das Baby vollen Gebrauch von seinen Armen machen und Ellbogen- und Handgelenke unabhängig voneinander bewegen. In der

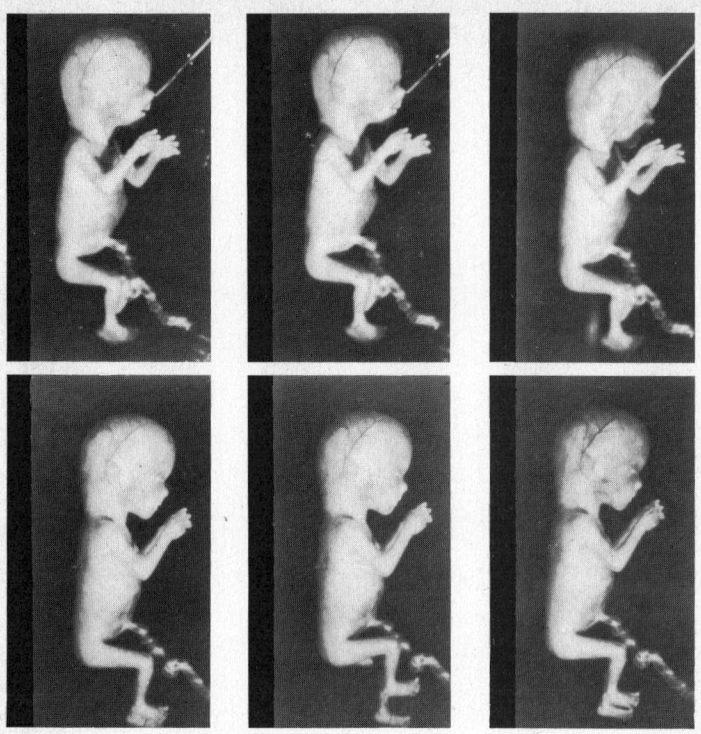

D. Hooker und T. Humphrey

In der 12. Woche werden die Bewegungen vielseitiger, aufeinander abgestimmt und anmutig. Wenn die Lippen berührt werden (obere Reihe), kann
das Baby mit einem leichten «Lächeln» reagieren, dem ersten Ausdruck des
Saugreflexes. Wenn die Fußsohle berührt wird (untere Reihe), streckt das
Baby das eine Bein vor und zieht das andere hoch.

gleichen Woche wird der ganze Körper berührungsempfindlich,
jedoch bemerkenswerterweise nicht an den Seiten-, Rücken- und
Scheitelpartien des Kopfes. Die Rücken- und Scheitelpartien des
Kopfes bleiben noch bis nach der Geburt völlig unempfindlich.

Die zwölfte Woche bringt wieder eine ganze Reihe neuer Fer-
tigkeiten. Das Baby kann jetzt den Daumen in Opposition zu
den Fingern bringen. Es lernt schlucken. Es kann auch die Ober-

lippe anheben, was wie ein Lächeln aussieht, in Wirklichkeit aber eine Vorstufe des Saugreflexes ist. Es wendet sein Gesicht aber noch nicht einem Gegenstand zu, der seinen Mund berührt, wie es das tut, wenn es älter geworden ist. Sein Verhalten ist jetzt anscheinend mehr auf Abkehr als auf Suche eingestellt – eine Tatsache, deren Deutung noch aussteht.

Wenn die zwölfte Woche zu Ende geht, hat das Baby einen Meilenstein in seiner Entwicklung erreicht. Davenport Hooker schreibt in seinem Buch *The Origin of Overt Behavior*: «... dies ist eine wichtige Entwicklungsstufe, denn nun ändert sich die Qualität der Reaktionen. Sie sind jetzt nicht mehr marionettenartig oder mechanisch... Die Bewegungen werden anmutig und gleichmäßig wie bei einem Neugeborenen... Der Fetus ist aktiv, und seine Reaktionen werden heftiger.» Und das alles geschieht, bevor die Mutter die Bewegungen spürt!

Jedes Baby zeigt gegen Ende des dritten Monats eine höchst individuelle Verhaltensweise. Die Erklärung ist darin zu sehen, daß die Muskelstruktur von Baby zu Baby verschieden ist. Die Beschaffenheit der Gesichtsmuskeln zum Beispiel folgt einem ererbten Vorbild. Der Gesichtsausdruck des Babys ist schon im dritten Monat dem seiner Eltern ähnlich. Aber ererbte Eigenschaften bestimmen nicht allein, was das Baby tun kann und wie es das tut. Vermutlich spielt auch das Milieu in der Gebärmutter eine Rolle. In einem Bericht über ‹Early Human Fetal Behavior› schreibt Davenport Hooker: «Im Falle normaler Entwicklung wird das Verhalten durch die Erbanlagen bestimmt... Es ist aber bekannt, daß Organe im pränatalen Stadium durch die mütterliche Nahrung oder durch Krankheiten der Mutter verändert werden können. Wenn solche frühzeitigen Veränderungen den neuro-muskulären Mechanismus betreffen, können Verhaltensänderungen die Folge sein.»

Wie wir gegen Ende des vorigen Kapitels gesehen haben, ist die körperliche Entwicklung des Babys nach Vollendung des

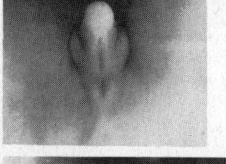
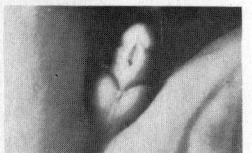

Im dritten Monat sehen die Geschlechtsorgane von Knaben und Mädchen bei oberflächlicher Betrachtung noch gleich aus, man kann sie bei genauerer Betrachtung jedoch schon voneinander unterscheiden. Bei den Mädchen (oben) werden die lippenförmigen Gewebefalten wachsen, um das penisartige Organ einzuschließen, aus dem sich die Klitoris entwickelt. Bei Knaben dagegen (unten) wird sich der noch sichtbare Schlitz am Penis schließen.

zweiten Monats im wesentlichen abgeschlossen. Aber der dritte Monat bringt wichtige Verfeinerungen. So entwickeln sich zum Beispiel die Nagelbetten an den Fingerspitzen und tragen bald kleine Fingernägel. Das Gesicht des Babys wird hübscher. Die anfänglich weit auseinanderstehenden Augen nähern sich der Nase. In der neunten Woche schließen sich die Augenlider und halten wie bei einem neugeborenen Kätzchen die Augen vorübergehend verschlossen. Sie bleiben geschlossen, bis das Baby sie im sechsten pränatalen Monat wieder öffnen kann. Die vorher tiefsitzenden Ohren wandern in Augenhöhe. Inzwischen haben sich die Rippen und Wirbel in feste Knochen verwandelt. Mädchen und Knaben zeigen jetzt deutlich erkennbare Unterschiede. Die Vulva der Mädchen und der Penis der Knaben haben sich beide aus Gewebsfalten entwickelt, die während der beiden ersten Monate nahezu identisch gewesen sind. Auch die inneren Geschlechtsorgane sind inzwischen gut ausgebildet und enthalten schon primitive Eier und Spermazellen, die Vorstufen jener Zellen, die künftige Babys erzeugen.

Die Stimmbänder sind fertiggestellt. Da Luft fehlt, können sie keine Töne hervorbringen; das Baby kann vor der Geburt nicht hörbar schreien, obgleich es lange zuvor die Fähigkeit dazu besitzt.

Bei der Geburt muß das Baby saugen und Nahrung aufnehmen können. Im dritten Monat trifft der Körper dazu etliche Vorbereitungen. Am Mund sind die sensitiven Lippen ausgebildet, und die Saugmuskeln der Backen schwellen an. Die Geschmacksknospen und die Speicheldrüsen entstehen, und die beiden Hälften des harten Gaumens treten zusammen und verbinden sich zum Mundhöhlendach. Die Gaumenplatte besteht aus Knochen; sie trennt den Mund von der Nase und ermöglicht gleichzeitiges Essen und Atmen. (Wenn Menschen einen gespaltenen Gaumen haben – zuweilen in Verbindung mit einer Hasenscharte –, dann sind diese Teile im dritten Monat nicht richtig zusammengewachsen.)

Das drei Monate alte Baby besitzt arbeitende Verdauungsdrüsen im Magen. Wenn das Baby Amnionflüssigkeit verschluckt hat, werden die darin befindlichen Stoffe von seinem Körper weitgehend aufgenommen. Zur Übung der Funktionen fängt das Baby auch schon gelegentlich an zu urinieren. Die Urintröpfchen sind steril und werden durch den beständigen Austausch der Amnionflüssigkeit beseitigt.

Zur Vorbereitung auf die Geburt übt und verbessert das Baby ständig die lebenswichtigen Funktionen des Atmens, Essens und Bewegens. Aber bis es den Anforderungen eines selbständigen Lebens gewachsen ist, muß es noch viel größer und kräftiger werden. Im nächsten Monat, dem vierten, macht es in dieser Richtung große Fortschritte.

DER VIERTE MONAT

Im vierten Monat wächst das Baby so kräftig, daß es die Hälfte seiner Geburtslänge erreicht. In nur vier Wochen nimmt es um das Sechsfache an Gewicht und um gut 12 cm an Größe zu. Es mißt 20 bis 25 cm, wiegt aber – selbst nach diesem rapiden Gewichtsanstieg – nur etwa 180 Gramm.

Für dieses enorme Wachstum muß das Baby sich eine beträchtliche Menge an Lebensstoffen zuführen: Nahrung, Sauerstoff und Wasser. Sie fließen ihm von seiner Mutter durch die Plazenta zu. Die Plazenta (auch Nachgeburt genannt) ist das Organ, durch das die gesamte Versorgung des Babys bis zum Zeitpunkt der Geburt erfolgt. Ihr Name, Plazenta, ist das lateinische Wort für Kuchen. Sie ist ‹Kuchen› für das Baby und hat auch eine kuchenähnliche Form. Sie wurzelt in der Innenwand des Uterus. Im vierten Monat beträgt ihr Durchmesser etwa acht Zentimeter. Wenn sie nach der Geburt abgelöst und ausgestoßen wird, ist sie auf etwa 20 cm Durchmesser angewachsen und wiegt zirka ein Pfund.

Die Plazenta ist ein sehr leistungsfähiges Organ und einzigartig in ihrer Vielseitigkeit. Ganz allein vermag sie die verschiedenartigen Funktionen von Lungen, Nieren, Darmtrakt, Leber und Hormondrüsen wahrzunehmen. Zusätzlich produziert sie noch Stoffe zur Infektabwehr. Die Plazenta übt die Funktionen der erwachsenen Lunge auf folgende Weise aus: In der Plazenta verläßt Kohlendioxyd den Blutstrom des Babys und wird gegen Sauerstoff ausgetauscht, der durch den Blutstrom der

Mutter von ihren Lungen zur Plazenta gebracht wird. Das Blut des Babys fließt durch die Nabelschnur zur Plazenta und verläßt niemals das geschlossene Gefäßsystem. Der Austausch von Kohlendioxyd gegen Sauerstoff, von Schlacken gegen Nährstoffe, geht durch die porösen Gefäßwände vor sich.

Man hat gelegentlich das Leben in der Gebärmutter als ‹Everest *in utero*› bezeichnet, weil das Baby in diesen Monaten relativ wenig Sauerstoff verbraucht. Aber wenn es der Mutter passieren sollte, daß sie vorübergehend weniger Sauerstoff erhält, sei es durch eine Narkose oder durch einen Flug in ungewohnten Höhen ohne Druckkammer, dann kann auch das Baby an Sauerstoffmangel leiden. Wenn die Mutter ständig in großen Höhen lebt, dann sorgt die Plazenta für einen Ausgleich: Sie wächst und ist dann größer als gewöhnlich. Die Plazenta übt die Funktionen der Nieren, der Leber und des Darmtraktes auf folgende Weise aus: In der Plazenta wird – wie in den Nieren – Harnstoff aus dem Blut des Babys entnommen und vom Blutstrom der Mutter zu deren Nieren abgeführt und dort ausgeschieden. In der Plazenta werden – wie in der erwachsenen Leber – mütterliche Blutzellen abgebaut und deren Komponenten – wie zum Beispiel Eisen – dem Baby zugeführt. In der Plazenta werden – wie im erwachsenen Darmtrakt – Nahrungsmoleküle durch Verdauungssäfte abgebaut, so daß sie in die Blutgefäße des Babys übertreten können. Gleichzeitig werden Stoffwechselschlacken aus dem Blut des Babys herausgefiltert und mit dem mütterlichen Blutstrom fortgetragen.

Im vierten Monat wird die Plazenta zur Hauptquelle der Hormone, die sowohl für die Mutter während der Schwangerschaft als auch für die künftige Milcherzeugung gebraucht werden. Später wird sie eine wichtige Rolle für jene Umstellungen im Hormonhaushalt spielen, durch die die Wehentätigkeit ausgelöst und die Geburt in Gang gesetzt wird.

Zusätzlich kann die Plazenta dazu dienen, Mutter und Baby

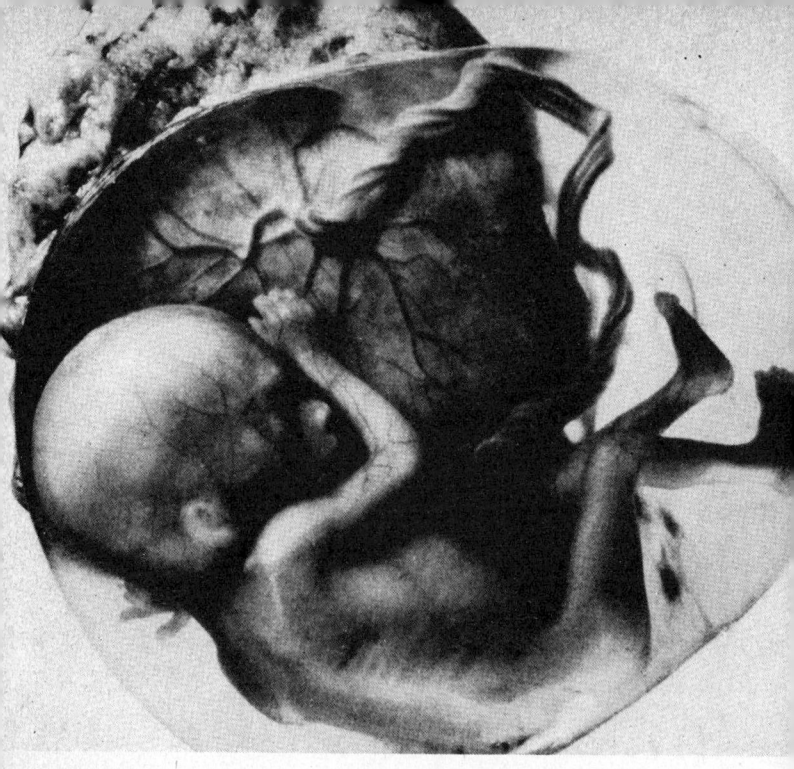

E. L. Potter

Im vierten Monat scheint sich das Baby, dessen Haut immer noch durchsichtig ist, an die Plazenta anzuschmiegen, mit der es durch die Nabelschnur verbunden ist. Das Baby ist eingebettet in Flüssigkeiten und umgeben von einer durchsichtigen, blasenartigen Membran, der Fruchtblase, die
den Embryo schon im Alter von 2 Wochen umschlossen hat.

gesund zu erhalten. Sie kann Globuline erzeugen, natürliche
Blutbestandteile zur Infektabwehr. Die Globuline gehen hauptsächlich auf das Baby über, aber auch die Mutter erhält vermutlich einen Teil, besonders in den letzten drei Monaten der
Schwangerschaft.

Die Verbindung des Babys zur Plazenta ist die Nabelschnur.
Plazenta und Nabelschnur entwickeln sich nur beim Menschen
und bei solchen Tieren, die nicht aus Eiern ausgebrütet werden.
Mit Hilfe dieser beiden Organe kann das Baby eine abgeschlos-

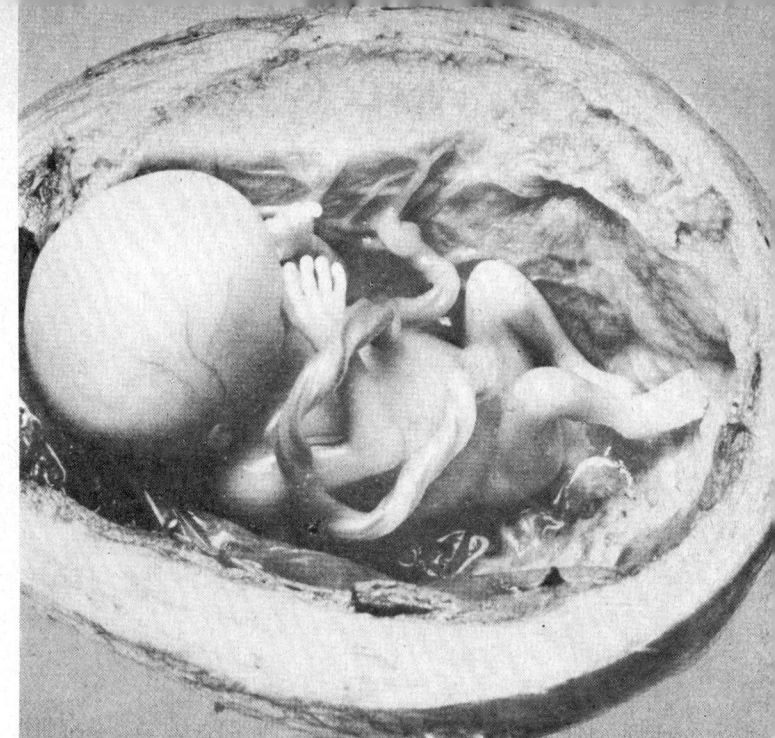

Baby, Plazenta und Uterus bilden eine Einheit. Die Nabelschnur führt in die Plazenta, und die Plazenta haftet der Innenwand des birnenförmigen Uterus an.

sene Einheit bilden, obgleich es vollständig von seiner Mutter abhängig ist. Sein gesamter Körper funktioniert als geschlossenes System. Er hat seinen eigenen Blutkreislauf und sein eigenes Herz, das im vierten Monat etwa 30 Liter pro Tag pumpt. (Zur Zeit der Geburt pumpt das Herz etwa 350 Liter pro Tag.)

Die Nabelschnur stammt vom Embryo. Sie geht vom Nabel des Babys aus und wächst mit ihm. Bei der Geburt ist die Nabelschnur im allgemeinen 60 cm lang, doch kann die Länge von 13 bis 120 cm variieren. Sie leitet bis zu 350 Liter Flüssigkeit pro Tag. Die Flüssigkeit strömt durch eine geschlossene Gefäßschleife, die in die Nabelschnur eingebettet ist. Die Gefäße sind in eine gallertartige Substanz eingelagert, die die Nabelschnur ausfüllt. Diese Substanz wird Whartonsche Sulze genannt. Sie hat eine bläulich-grüne Farbe, die durch die blasse Haut der Nabelschnur hindurchschimmert. In der Nabelschnur wird das verbrauchte Blut durch zwei Arterien vom Baby weggeleitet. Die Arterien bringen das Blut zur Plazenta, wo Schlacken gegen Nährstoffe eingetauscht werden. Durch Tausende von verzweigten Gefäßen kehrt das Blut von hier zur Nabelschnur zurück. Die Rückfuhr zum Baby erfolgt durch eine große Vene, die am Nabel eintritt und wieder frisches Blut durch den Körper des Babys kreisen läßt.

Die Nabelschnur ist so eingerichtet, daß der Blutstrom in ihr eine Geschwindigkeit von mehr als sechs

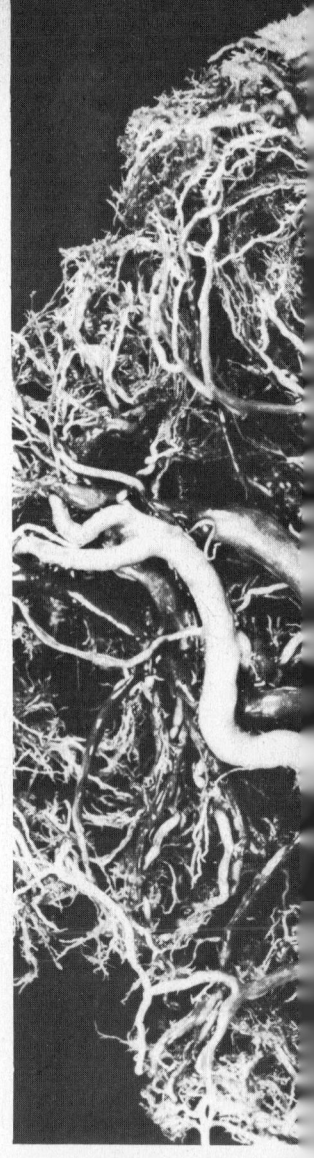

Der Lebensbaum für das Baby besteht aus diesem Gewirr von Gefäßen in der Plazenta. Die Nahrungs- und Sauerstoffzufuhr gelangt durch diese Gefäße zu dem Baby, und alle Ausscheidungsstoffe werden durch sie entfernt. Die Gefäße sind hier sehr deutlich sichtbar, da in einem besonderen Verfahren die Gewebe der Plazenta davon abgestreift wurden.

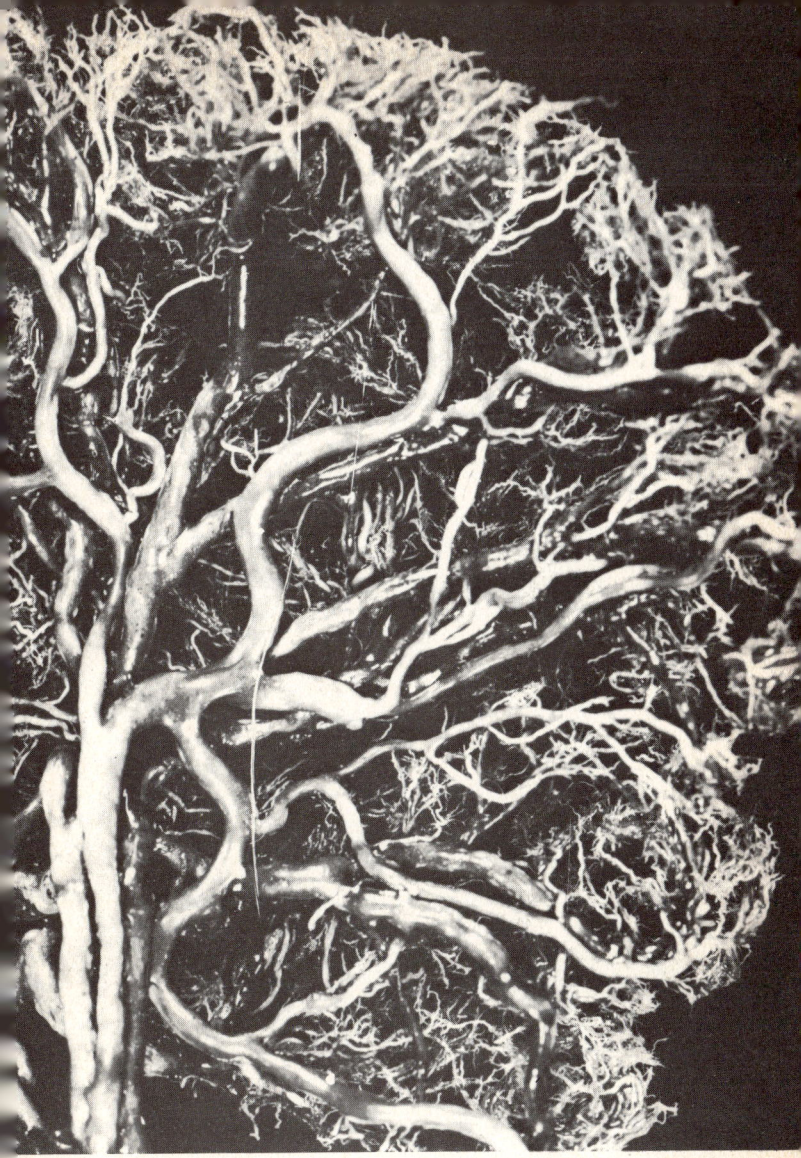

University of California Medical Center

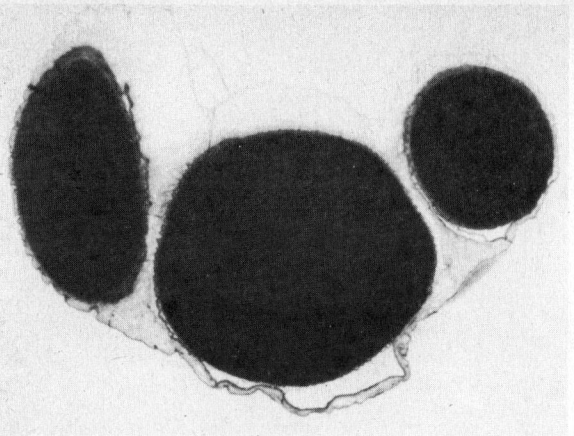

Ein Querschnitt durch die Nabelschnur bei der Geburt zeigt die beiden Arterien und die größere Vene. Die Gefäße sind durch den Blutstrom noch gedehnt.

Kilometer pro Stunde annimmt und das Blut für den Umlauf durch Nabelschnur und Baby nur 30 Sekunden benötigt. Es hat einen besonderen Sinn, daß das Blut mit solcher Kraft fließt. Diese Kraft dehnt die Nabelschnur und verleiht ihr die Konsistenz eines wassergefüllten Gartenschlauchs. Genau wie ein gefüllter Schlauch neigt auch die Nabelschnur dazu, sich zu strecken und dadurch möglichen Verschlingungen, wie sie durch die Bewegungen des Babys zustande kommen könnten, zu begegnen. Aus diesem Grunde kommen Verknotungen der Nabelschnur nur selten vor.

Mutter und Baby haben getrenntes Blut, aber obwohl der mütterliche Blutstrom niemals direkt in die Nabelschnur gelangt, bezieht das Baby seine Nährstoffe doch ausschließlich von der Mutter. Sie sorgt für ihr Baby, indem sie für sich selber sorgt. Das Baby kann nur soviel Nahrung, soviel Vitamine, soviel Kalzium und andere Substanzen aufnehmen, wie die Mutter abzugeben hat. Es kann jedoch – auf Grund der physikali-

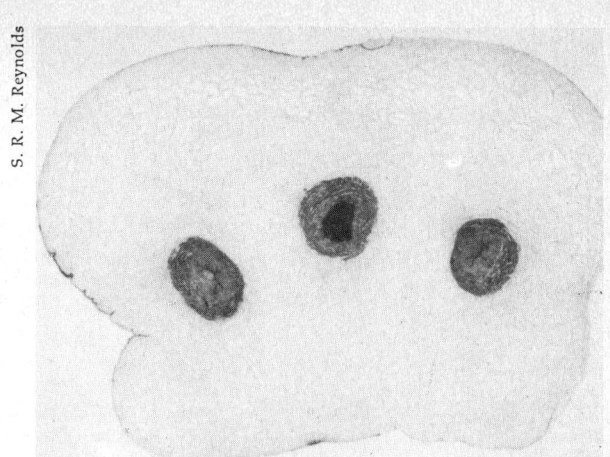

S. R. M. Reynolds

Unmittelbar nach der Geburt, noch ehe das Baby abgenabelt wird, schwillt die gallertartige Substanz in der Nabelschnur und verhindert weitere Blutzirkulation.

schen Gesetze des Stoffaustauschs durch Gefäßwandungen – die Vorräte der Mutter niemals völlig erschöpfen. Das alte Wort, daß das Baby ‹alles nimmt›, trifft nicht zu. Wenn die Mutter sich während der Schwangerschaft nicht gut ernährt, verfügt ihr Körper dennoch über Reserven, sofern nur die Ernährung vorher ausreichend gewesen ist. Zudem ist ihre biologische Leistungsfähigkeit während der Schwangerschaft so sehr gesteigert, daß erfahrungsgemäß selbst stark unterernährte Mütter achtpfündige Babys zur Welt bringen können. Substanzen, die in den mütterlichen Blutstrom gelangen, werden dem Baby bereitwillig abgegeben und erreichen es innerhalb von ein bis zwei Stunden. Auch vom Alkohol, den die Mutter etwa trinkt, bekommt das Baby einen Teil ab; man hat aber bisher nicht feststellen können, daß dies schädlich wäre. Wenn die Mutter eine Zigarette raucht, gelangt etwas Nikotin auch zum Baby.

Leider trifft die alte Ansicht nicht zu, daß die Plazenta eine Barriere sei, die alle unerwünschten Substanzen von dem Baby

73

fernhalte. Die Gefäßwandungen wirken wie Filter. Sie halten große Teilchen – wie zum Beispiel Proteine, rote Blutkörperchen und Bakterien – fern. Aber sie sind wie ein Hofzaun, der zwar nicht Pferden, wohl aber Mäusen Durchlaß bietet. Es dringen daher kleinere Teilchen, Bruchstücke von größeren und alle Gase leicht hindurch. Aus diesem Grunde wirken die bei der Geburtshilfe verabfolgten schmerzstillenden Mittel auch auf das Baby. Auch Infektionen können von der Mutter auf das Kind übertragen werden. Ebenso wird das Baby durch Medikamente wie zum Beispiel Penicillin oder Sulfonamide, die der Behandlung der Mutter dienen, mitbehandelt. Auch alle Schutzstoffe, die von der Mutter gebildet werden, gehen auf das Baby über. Es erwirbt so Immunität gegen viele Krankheiten. Die Immunität hält noch einige Monate nach der Geburt an. Auch aus diesem Grunde sind die weiteren fünf Monate, die das Baby noch in der Gebärmutter verbringen muß, wichtig für die Vorbereitung auf die Geburt.

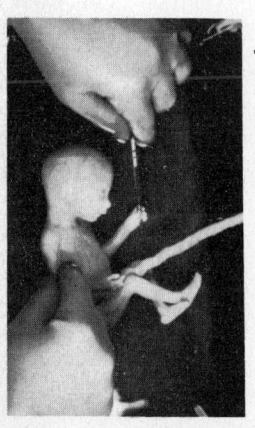

D. Hooker und T. Humphrey

In der 16. Woche wird der Griff fest. Dieses Baby hat ein Stäbchen gefaßt, und wenn dieses Stäbchen auf und ab bewegt wird, läßt die winzige Hand es nicht los. sondern hält es weiter fest.

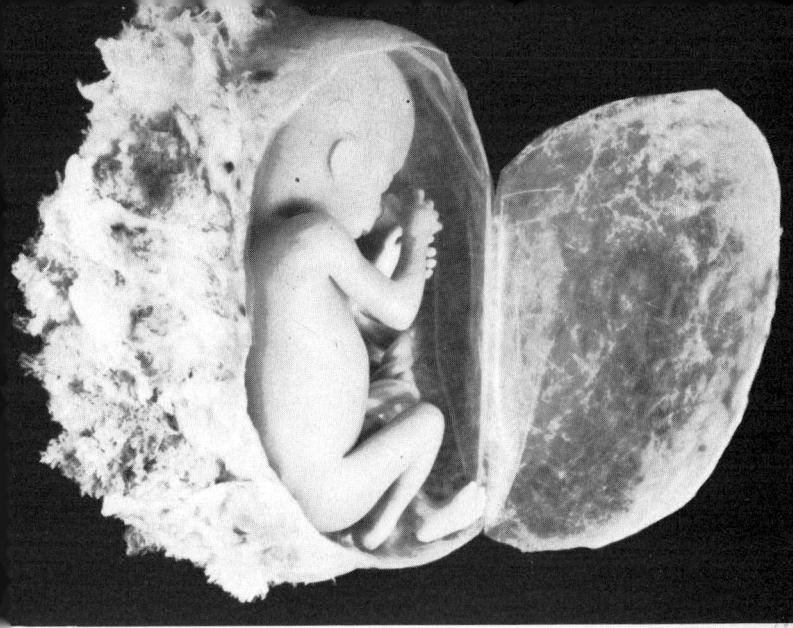

Am Anfang des fünften Monats.

DER FÜNFTE UND SECHSTE MONAT

Im fünften Monat wird das Baby dreißig Zentimeter groß und fast ein Pfund schwer. Es nimmt um etwa fünf Zentimeter an Größe zu und um etwa dreihundert Gramm an Gewicht. In diesem Monat beginnt das Wachstum der Kopf- und Augenbrauenhaare, und an den noch geschlossenen Augenlidern erscheint ein erster Wimpernsaum. Einen Monat später können die Kopfhaare sogar schon voll ausgewachsen sein. Bei den Knaben entwickeln sich jetzt – ebenso wie bei den Mädchen – blasse Brustwarzen mit darunterliegenden Milchdrüsen und Milchgängen. Das Skelett verhärtet sich weitgehend. Auf den Nagelbetten der Finger – und etwas später auch der Zehen – entstehen feste Nägel. Im achten Monat werden die Nägel die Fingerspitzen erreichen. Bei der Geburt ragen sie möglicherweise schon darüber hinaus und müssen geschnitten werden.

Im fünften Monat wird der Herzschlag des Babys lauter. Wenn das Baby eine günstige Lage innehat, kann der Herzschlag am mütterlichen Abdomen gehört werden. Mit einem Stethoskop läßt er sich gut wahrnehmen. Bei Zwillingen kann der Arzt die Töne beider Herzen vernehmen. Die Muskulatur des Babys wird jetzt kräftiger, und weil es größer geworden ist, spürt die Mutter schließlich auch seine Bewegungen. Gewöhnlich bemerkt sie die erste Unruhe gegen Ende des vierten oder zu Anfang des fünften Monats. In sehr seltenen Fällen kann sie die Unruhe auch schon früher wahrnehmen, besonders wenn sie schlank ist. Bald gehen die Bewegungen in deutliches Stoßen und Drehen über. Wenn die Mutter gut aufpaßt, kann sie die Hände von den Füßen und den Kopf vom Gesäß unterscheiden und zeitweilig auch eine Art Pochen wahrnehmen, etwa fünfzehn bis dreißig Stöße pro Minute. Das Baby hat dann einen Schluckauf. Babys können in der Gebärmutter einen Schluckauf haben, und dieser kann eine viertel oder gar eine halbe Stunde lang anhalten.

Das Baby schläft und erwacht etwa so oft wie ein Neugeborenes. Wenn es schläft, geht es immer in seine Lieblingsstellung, die man ‹Lage› nennt. Jedes Baby hat eine charakteristische Lage. Einige schlafen immer mit dem Kinn auf der Brust, während andere den Kopf zurückbeugen, bisweilen so weit wie nur irgend möglich. Wenn das Baby wach wird, bewegt es sich frei in der Flüssigkeit umher, wobei es sich seitwärts und manchmal auch kopfüber dreht. In diesem Alter liegt sein Kopf manchmal oben und manchmal unten. Es behält diese Gewohnheit bis zum neunten Monat bei, in dem es dann nicht mehr soviel Ellbogenfreiheit hat. Manchmal wird das Baby durch äußere Erschütterungen aus dem Schlaf geweckt. Es kann zum Beispiel, wenn die Mutter ein Bad nimmt, durch einen kräftigen Stoß an

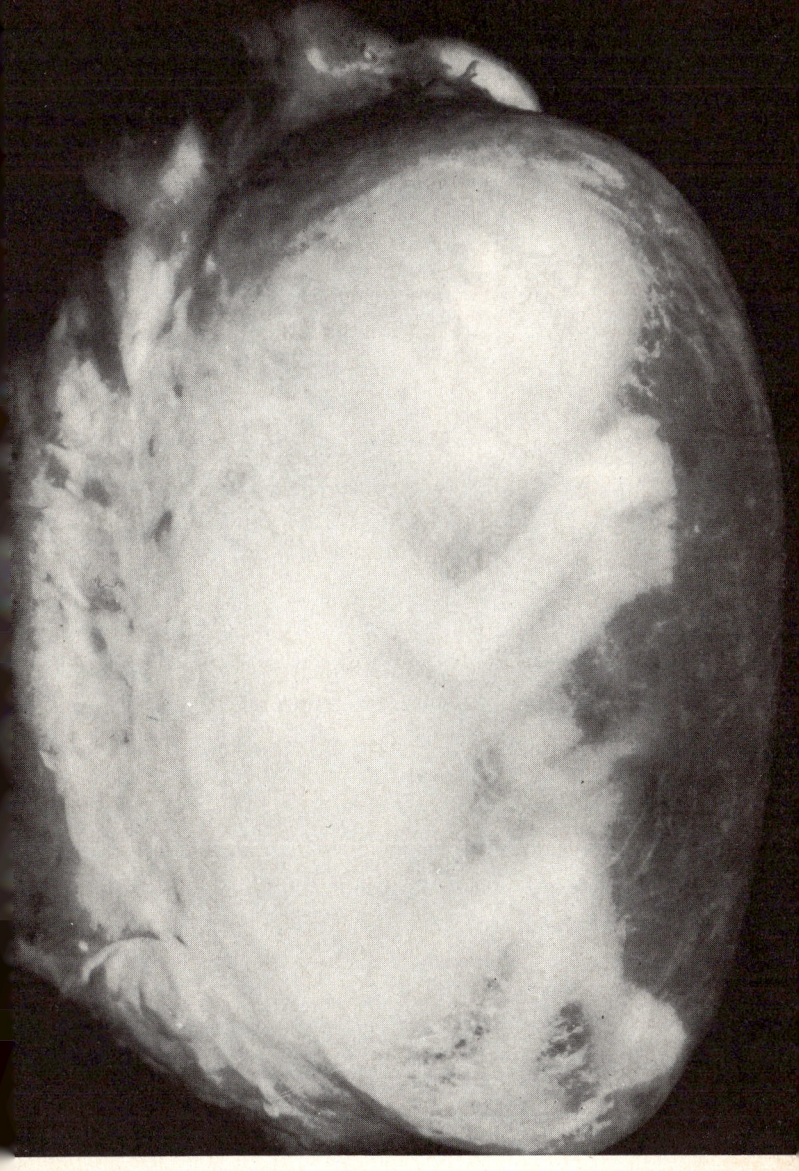

Das Baby am Anfang des fünften Monats in natürlicher Größe.

die Badewanne aufgeweckt werden. Auch ein lautes Konzert oder eine vibrierende Waschmaschine können das Baby wecken.

Im sechsten Monat wächst das Baby um weitere fünf Zentimeter und wird fünfunddreißig Zentimeter groß. Es setzt jetzt auch etwas Fett unter der Haut an und erreicht ein Gewicht von achthundert Gramm. In diesem Monat entwickeln sich oben im Gaumen, hinter den Milchzähnen, die Zahnknospen des Dauergebisses. Jetzt werden auch die Lider beweglich, und das Baby kann die Augen öffnen und schließen und nach oben, unten und zur Seite sehen. Es bekommt einen so festen Griff, daß es schon fast sein eigenes Gewicht zu heben vermag. Von großer Wichtigkeit – für den Fall einer Frühgeburt – ist, daß das Baby im sechsten Monat schon etwa vierundzwanzig Stunden lang eine reguläre Atmung aufrechterhalten kann. Im Brutkasten hat es sogar die Möglichkeit, zu überleben. In einigen Fällen sind schon Babys am Leben geblieben, die nur dreiundzwanzig oder vierundzwanzig Wochen alt waren und knapp ein Pfund wogen. Zumeist aber sind die Atemfunktionen – und auch die Verdauungsfunktionen – noch zu wenig ausgebildet, um die ihnen zufallenden Aufgaben voll zu übernehmen.

Wenn das Baby so früh geboren wird, ist es noch sehr klein und kommt daher auch leicht zur Welt. Oft ist es dann noch vom Amnion umhüllt, so wie das Baby auf Seite 77. Das Amnion ist zäh und etwas dehnbar. Die Wandung ist durchsichtig und kaum stärker als das Papier dieses Buches. Das Amnion hat einen natürlichen silbrigen Schimmer; es ist ein lebendes Gewebe und besteht aus einer einzigen Schicht von Hautzellen. Wenn das Baby wächst, fügt das Amnion neue Zellen hinzu und wächst ebenfalls. Das Amnion ist eine geschlossene Blase, die mit einer wasserdichten Durchtrittsöffnung für die Nabelschnur versehen ist.

Obgleich das Amnion wasserdicht ist und keine Flüssigkeit austreten läßt, ist die Amnionflüssigkeit doch keineswegs ein

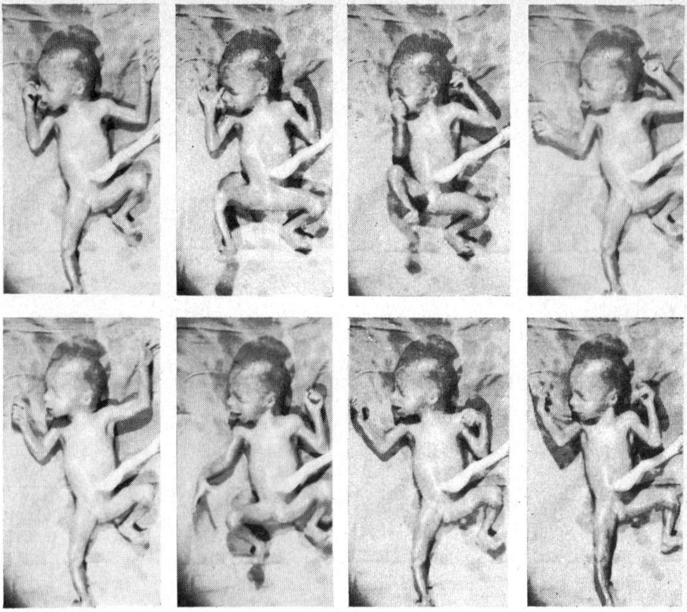

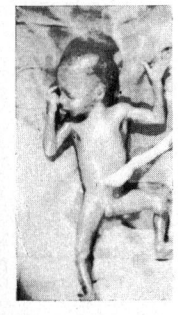

D. Hooker und T. Humphrey

Filmaufnahmen, die zu Beginn des sechsten Monats gemacht wurden, zeigen, daß das Baby schreien, saugen und eine Faust machen kann. Seine Verhaltensweise ist erstaunlich weit entwickelt. Es stößt mit den Füßen, und die Stöße werden jetzt von der Mutter deutlich wahrgenommen. Das Baby ist aber noch so klein, daß es ausreichend Platz findet, in der Gebärmutter Purzelbäume zu schlagen.

stehendes Gewässer. Vielmehr wird – wie in den letzten Jahren festgestellt werden konnte – stündlich etwa ein Drittel des Volumens entnommen und wieder ersetzt. Das entspricht einem täglichen Wechsel von vielen Litern! Woher kommt diese Flüssigkeit und wohin geht sie? Wir kennen die volle Antwort noch nicht. Die Hauptquellen der Flüssigkeitszufuhr dürften aber die

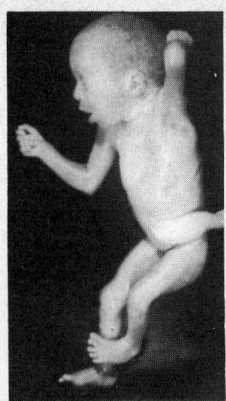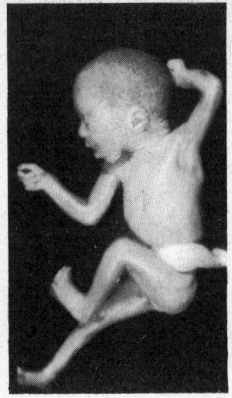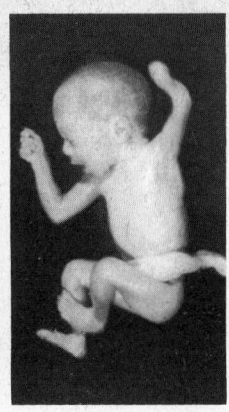

Auf diesen Filmaufnahmen kann man deutlich sehen, wie lebhaft ein Baby
im 6. Monat ist.

Lungen und Nieren des Babys sein. Man hat festgestellt, daß
die Lungen- und Nierengewebe normalerweise eine beträchtliche Flüssigkeitsmenge abgeben. Eine zweite Quelle ist das Amnion selbst. Die lebenden Zellen dieser Haut produzieren ebenfalls etwas Flüssigkeit. Weiter dringen Wasser-, Salz- und Zuk-
kermoleküle vom Uterus durch die Amnionhaut in die Fruchtblase ein. Über den eigentlichen Austrittsort der Flüssigkeit
herrscht noch Unklarheit. Eine gewisse – und vielleicht gar nicht
einmal geringe Menge wird vermutlich vom Baby selber aufgenommen und verbraucht. Im fünften Monat enthält die Fruchtblase etwas mehr als ein Liter Flüssigkeit. Die Menge bleibt bis
zum siebten Monat etwa gleich. Dann reduziert sie sich auf
etwa die Hälfte und läßt dadurch dem größer gewordenen Baby
mehr Raum. Die Flüssigkeitsmenge bleibt dann bis zur Geburt
konstant.

Das Amnionwasser hat auch entwicklungsgeschichtliche Bedeutung. In ihm vollzieht sich für die höheren Lebewesen der
Übergang vom Meer zum Land. Anfangs ist das Amnionwasser ein Schutz für den fragilen Embryo; später polstert es das

Baby gegen Stöße ab und sorgt für eine gleichmäßige Körpertemperatur. Durch das Amnionwasser wird das Baby außerdem getragen, so daß es praktisch gewichtlos ist und sich leicht bewegen kann. Es kann jetzt so umherrollen, wie ihm dies erst einige Monate nach der Geburt in der Wiege wieder möglich ist. Aber der lange Unterwasseraufenthalt könnte der Haut schädlich werden. Das Baby ist dagegen durch eine dicke weißliche Krem geschützt, die von der Haut selber gebildet wird und sie wie die Fettschicht eines Kanalschwimmers bedeckt. Diese Krem wird Vernix genannt (lateinisch: Firnis).

In diesen beiden Monaten erscheint auf der Haut – insbesondere an Armen, Beinen und Rücken – ein feiner wolliger Flaum, der Lanugo genannt wird (lateinisch: Wolle). Die meisten Lanugohaare fallen noch vor der Geburt wieder ab. Es kann sich um eine entwicklungsgeschichtliche Reminiszenz an felltragende Ahnen handeln. Noch zwei andere Merkmale treten jetzt in Erscheinung, die ebenfalls an prähominide Entwicklungsstufen erinnern: die auf der Zunge und an den Innenseiten der Wangen entstehenden Geschmacksknospen sind so zahlreich, wie man es

D. Hooker und T. Humphrey

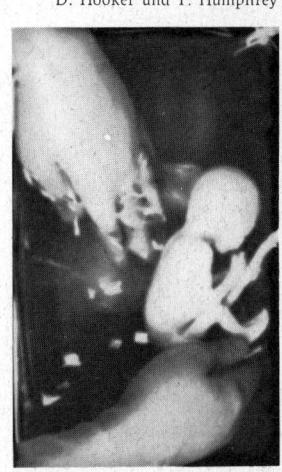

Dieses Baby, das zu früh im fünften Monat geboren wurde, kann sich frei in einer temperierten Flüssigkeit bewegen, die etwa den Verhältnissen in der Gebärmutter entspricht, obwohl es noch sehr klein ist im Vergleich mit der Hand eines Erwachsenen.

sonst nur bei einigen Tierarten findet. Beim Menschen geht ihre Zahl bis zur Geburt wieder zurück und nimmt auch nicht mehr zu. Der Griff des Babys ist das andere seltsame Merkmal: im sechsten und siebten Monat ist er kräftiger als kurz nach der Geburt. Wenn das Baby jedoch an der Brust genährt wird, dann wird der Griff wieder kräftiger und bleibt auch länger so. Das scheint darauf hinzudeuten, daß das Baby instinktiv den gleichen Griff entwickelt wie ein Affe, der sich ja beim Saugen am Fell der Mutter festhalten muß.

Das Baby hat nach sechs Monaten zwei Drittel seines Aufenthaltes in der Gebärmutter abgeschlossen. Während der nächsten drei Monate erwirbt es zunehmend die Fähigkeit, ohne eine so enge Verbindung mit seiner Mutter zu leben.

DER SIEBTE, ACHTE
UND NEUNTE MONAT

In diesen drei Monaten erreicht das Baby sein Geburtsgewicht und entwächst seinem Heim in der Gebärmutter. Es nimmt im siebten Monat im allgemeinen um etwa ein Pfund und in den folgenden sechs Wochen um weitere vier Pfund zu.

Im siebten Monat können die Haupthaare lang ausgewachsen und die flaumigen Lanugohaare größtenteils abgestoßen sein. Das Baby lernt jetzt das Saugen und kann auch schon am Daumen lutschen. Tatsächlich werden einige Babys mit einer Art Schwiele am Daumen geboren, die vom Daumenlutschen in der Gebärmutter herrührt.

Im achten Monat nimmt das Baby mindestens um zwei Pfund zu, in erster Linie in Form eines schützenden Fettpolsters, das nach der Geburt für die Warmhaltung des Körpers sorgt. Wenn die Mutter in dieser Zeit zuviel ißt, kann auch das Baby zu dick werden. Aber selbst bei normalem Gewichtszuwachs füllt es gegen Ende des Monats die Gebärmutter ganz aus und kann daher nur noch seitliche Drehungen ausführen, aber keine Purzelbäume mehr schlagen. Wahrscheinlich kommt es jetzt mit dem Kopf nach unten zur Ruhe. Bei den meisten Babys ist dies der Fall, wohl deshalb, weil der Kopf der schwerste Teil des Körpers ist und am besten in den unteren Teil des Uterus hineinpaßt.

Im neunten Monat wird die Behausung noch enger. Wenn das Baby sich bewegt, zeichnen sich die Bewegungen am Abdo-

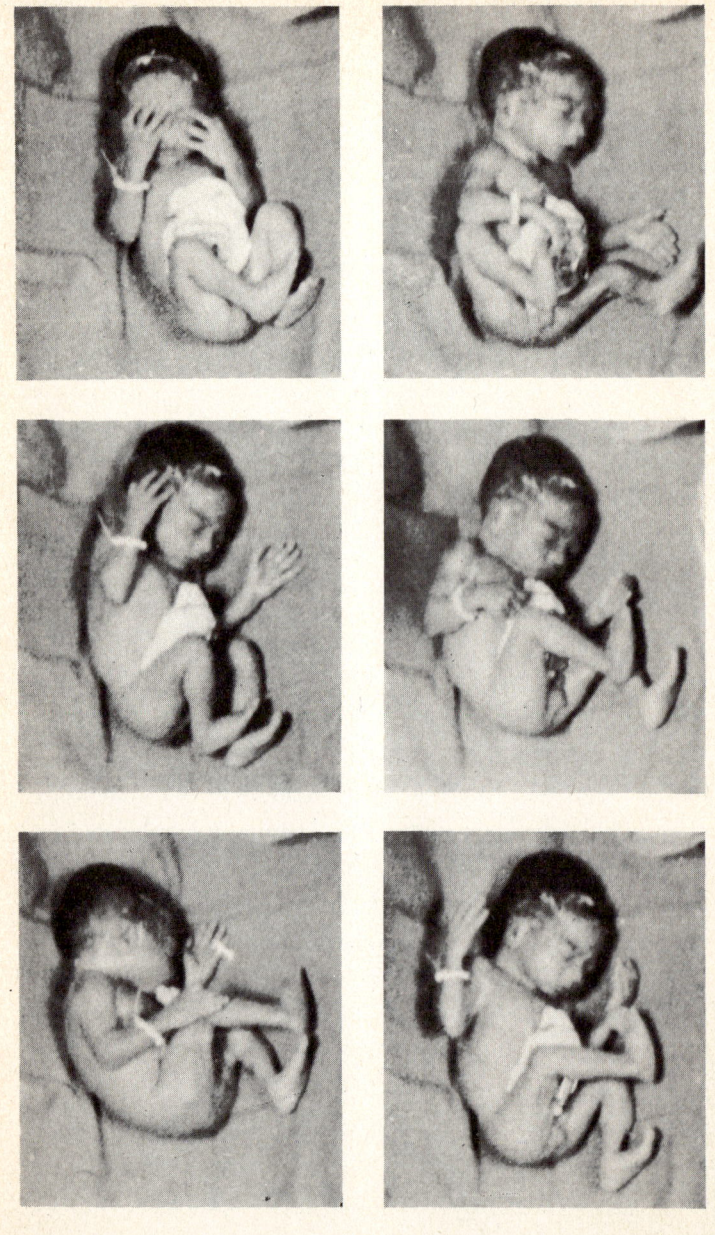

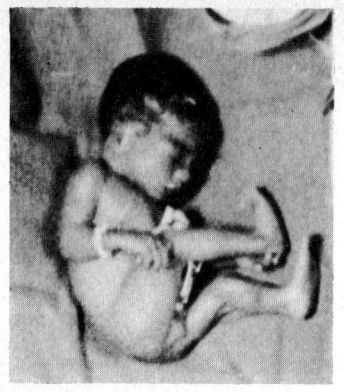
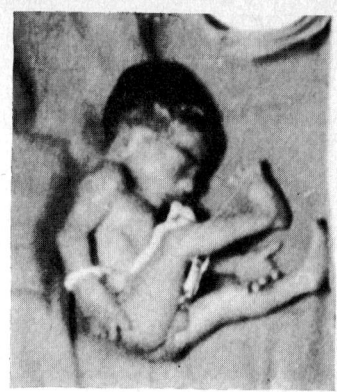
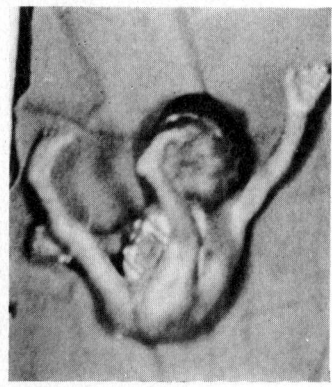

D. Hooker und T. Humphrey

Zu Beginn des siebten Monats sieht dieses Baby schon wie ein unbeholfenes, voll entwickeltes Neugeborenes aus, obwohl sein Gewicht nur 890 g beträgt und es erst 25 Wochen alt ist.

Hier werden Filmaufnahmen gezeigt, die unmittelbar nach erfolgreicher Frühgeburt gemacht worden sind.

Die typischen Bewegungen, die ein Baby normalerweise während der letzten 3 Schwangerschaftsmonate in der Gebärmutter macht, werden hier von einem Baby demonstriert, das 13 Wochen zu früh geboren ist. Das ist fast das jüngste Alter für eine erfolgreiche Frühgeburt. Dieses Baby, das zuerst in einen Brutkasten gelegt wurde, wuchs heran zu einem gesunden, normalen Kind.

men der Mutter ab. Man hat beobachtet, daß durch einen Fußtritt des Babys in der Gebärmutter ein Buch fast vom Schoße der Mutter weggestoßen werden kann.

Wenn die Mutter nicht über ausreichende Reserven verfügt, die wachsenden Bedürfnisse des Babys zu befriedigen, kann das Baby vorzeitig geboren werden. Die Statistiken lehren, daß dafür zumeist soziale oder wirtschaftliche Gründe verantwortlich zu machen sind. Unzureichende Ernährung, schlechte Gesundheit und schwere Arbeit sind einige der wichtigsten Gründe für Frühgeburten. Zwillinge werden oftmals zu früh geboren; aber das ist wahrscheinlich eine Folge des Raummangels. Wenn der Uterus sich nicht weiter ausdehnen kann, werden die Babys geboren.

Gegen Ende des siebten Monats erreichen die meisten Babys ein Gewicht von zwei Pfund und werden – medizinisch gesprochen – lebensfähig, das heißt, sie sind dann «mit Organen versehen, die ausreichend entwickelt sind, um ein Weiterleben nach der Geburt zu gewährleisten». Zu früh geborenen Babys fehlt die bereits erwähnte wichtige Wärmeisolationsschicht aus

Im siebten Monat kann das Baby in der Gebärmutter am Daumen lutschen. Manche Babys werden sogar mit einer Saugstelle am Finger geboren. Dieses 27 Wochen alte Baby probiert seinen Finger, verliert ihn und schreit wütend.

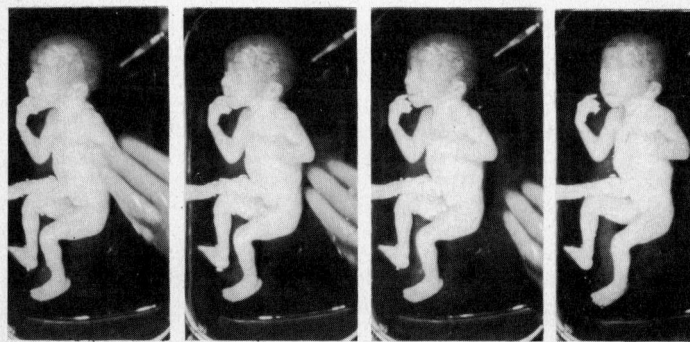

D. Hooker und T. Humphrey

Fett, die erst im achten Monat erworben wird. Sie müssen ständig in einem geheizten Brutschrank gehalten werden, damit sie vor Temperaturschwankungen und Infektionskrankheiten geschützt sind.

Trotz aller medizinischen Sorgfalt erleidet das Baby, das in der Gebärmutter schon so kräftig und lebhaft gewesen ist, durch die Frühgeburt einen Rückschlag. Es ist ein zartes Wesen, und sein Leben hängt oft an einem Faden, denn beim Atmen kann es noch große Schwierigkeiten haben. Selbst wenn es weiterzuatmen vermag, können seine Lungengewebe noch unzureichend entwickelt sein, so daß die notwendige Sauerstoffmenge nicht aufgenommen werden kann. Sein Verdauungssystem funktioniert noch nicht richtig, und ein Baby verliert zunächst unvermeidlich an Gewicht. Es ist auch sehr anfällig gegen Infektionen.

Das in der Gebärmutter versorgte Baby erhält sehr viel mehr als nur Wärme, sterile Bedingungen und eine gut geregelte Versorgung mit Sauerstoff und vorbereiteten Nahrungsmitteln. In diesen letzten drei Monaten erhält das Baby auch eines der wichtigsten Ingredienzien für das weitere Leben. Es erhält aus dem Blut der Mutter, aus der Plazenta und möglicherweise auch aus der verschluckten Amnionflüssigkeit Substanzen, die ihm Schutz gegen zahlreiche Krankheiten verleihen.

Im neunten Monat ist das Baby lebensfest geworden, weil ihm in den letzten drei Monaten viele Schutzstoffe von seiner Mutter übertragen worden sind. Aus dem mütterlichen Blut gehen krankheitsbekämpfende Eiweißstoffe – Antikörper genannt – auf das Baby über. Die Mutter hat in ihrem Blut spezifische Antikörper gegen jene Krankheiten gebildet, die sie selber durchgemacht hat und gegen die sie immun geworden ist (aber nur gegen sie). Dazu gehören Masern, Windpocken, Mumps, Keuchhusten, Scharlach, die gewöhnliche Erkältung, einige Streptokokkenerkrankungen und Grippeformen sowie die Kinderlähmung. Wenn die Mutter erfolgreich gegen Pocken

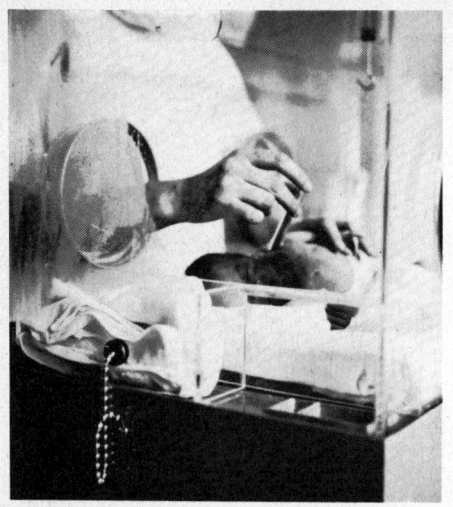

Das zu früh geborene Kind bedarf ständiger Beobachtung und Pflege sowie der gleichmäßigen Temperatur des Brutkastens. Hier prüft ein Arzt Herzschlag, Atmung (rechts) und Temperatur (links). Selbst der beste Brutkasten kann jedoch den Körper der Mutter nur unvollkommen ersetzen.

D. Seymour-Magnum

oder Kinderlähmung geimpft worden ist, verfügt sie über Antikörper gegen diese Krankheiten, und auch ihr Baby ist dann gegen sie geschützt. Der Schutz ist gut, aber nicht vollständig. Er wird vermutlich durch weitere Antikörper ergänzt, die sich in der Milch befinden, speziell in dem wässerigen Kolostrum, das der eigentlichen Milch vorausgeht. Aber es ist noch nicht sicher, ob Antikörper vom Magen des Babys aufgenommen werden können, wie wir es von vielen Haustieren wissen. Die von der Mutter vor der Geburt auf das Baby übertragenen Schutzstoffe schwächen sich allmählich ab und verschwinden schließlich innerhalb von etwa sechs Monaten ganz. Nach dieser Zeit wird das eigene Abwehrsystem des Babys schon besser mit den Infektionen fertig und baut seine eigenen dauerhaften Schutzstoffe auf. Ein weibliches Baby ist später wieder in der Lage, diese Schutzstoffe an die nächste Generation weiterzugeben.

Die mütterlichen Antikörper sind im allgemeinen für das Baby nützlich, doch gibt es mindestens eine Art, die schädlich wer-

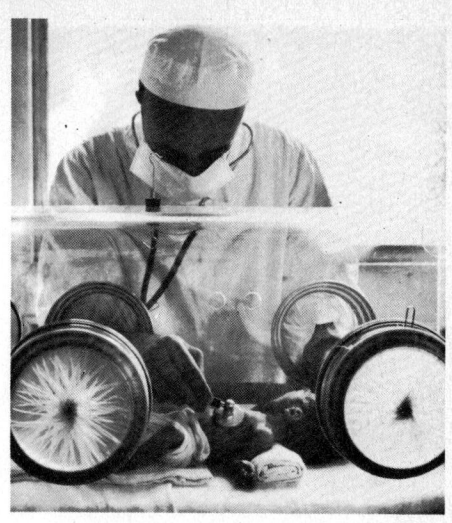

den kann. Es handelt sich dabei um jene Antikörper, die mit dem Rh-Faktor zu tun haben. Der Rh-Faktor hat seinen Namen nach den *Rh*esus-Affen, mit denen man die entsprechenden Untersuchungen angestellt hat. Schäden können, müssen aber nicht auftreten, wenn eine Rh-negative Mutter (eine Mutter, deren Blut den Rh-Faktor nicht enthält) ein Rh-positives Baby trägt (ein Baby, das den Rh-Faktor von einem Rh-positiven Vater geerbt hat). In solchen Fällen können von der Mutter Antikörper zur Bekämpfung der vom Baby in den Mutterleib mitgebrachten Rh-Substanzen gebildet werden. Diese Antikörper können für Mutter und Kind schädlich sein. Nach dem gleichen Prinzip erklären sich auch einige andere Blut-Unverträglichkeiten zwischen Mutter und Kind. Wir sind gegenwärtig dabei, unsere Kenntnisse über diese Dinge zu vertiefen und Möglichkeiten einer wirksamen Behandlung zu erforschen.

Zusätzlich zu den Antikörpern erhält das Baby noch eine weitere Substanz, die sehr wirksam bei der Bekämpfung von

Krankheiten ist. Es handelt sich um das Gamma-Globulin. Zum Teil kommt es von der Mutter. Der größte Teil wird aber von der Plazenta gebildet und auf Mutter und Baby übertragen. Das Gamma-Globulin trägt dazu bei, die Mutter während der letzten drei Schwangerschaftsmonate gegen Krankheiten widerstandsfähiger zu machen.

Im letzten Monat vor der Geburt ist die Konzentration an Antikörpern und Gamma-Globulin im Blut des Babys mindestens ebenso hoch wie im Blut der Mutter. In jeder Hinsicht nähert sich das Baby nun jenem Zeitpunkt, in dem es den vollen Nutzen seiner völlig abhängigen Lebensweise erntet. Die Natur trifft die Geburtsvorbereitungen. Die Mutter spürt ‹Erleichterung›, wenn der gedehnte Uterus sich um etwa fünf Zentimeter in ihrem Körper senkt. Hierbei tritt der ‹vorliegende Teil› des Babys in den enganliegenden Ring des kleinen Beckens ein. Von nun an sitzt der Kopf (oder das Gesäß) fest im Eingang des Knochentunnels, durch den das Baby seinen Weg nehmen muß. Es ist jetzt regelrecht eingekeilt.

Das Wachstum des Babys hört in der Regel am zweihundertundsechzigsten Tage – etwa eine Woche vor der Geburt – auf, wohl deshalb, weil die Plazenta altert und ihre Leistungsfähigkeit verliert. Die Alterung der Plazenta führt zu einer Umstellung im mütterlichen Hormonhaushalt, wodurch die Wehentätigkeit ausgelöst wird. Dieser Mechanismus funktioniert so gut, daß 75 Prozent aller Babys zwischen dem 261. und dem 271. Tage geboren werden. Die Anzahl der Tage ist gering im Verhältnis zum Ausmaß der Veränderungen: in Zahlen ausgedrückt, würden sie jedes Vorstellungsvermögen übersteigen. Aus einer Zelle sind bis zur Geburt zweihundert Millionen Zellen geworden, und diese wiegen sechsbillionenmal soviel wie das befruchtete Ei. Obgleich die anfänglich sehr hohe Wachstumsrate bis zur Geburt zurückgeht, würde das Baby, auch wenn es nur mit dem geringen Zuwachsfaktor des letzten Monats vor seiner Geburt weiterwüchse, an seinem ersten Geburtstag hundertundfünfundvierzig Pfund und mit zwanzig Jahren das Vielmillionenfache der Erde wiegen. Glücklicherweise nimmt der Mensch aber von seiner Geburt bis zum Erwachsenenalter nur etwa um das Zwanzigfache an Gewicht zu.

DER TAG DER GEBURT

... nicht mehr entspringen Freuden nur
dem Born der Plazenta und der Knotenschnur.

OLIVER WENDELL HOLMES

Bei der Geburt sind die Bedürfnisse des Babys und das Vermögen der Mutter in wunderbarer Weise aufeinander abgestimmt.
Alles erfolgt zur rechten Zeit. Das Baby ist genügend ausge-
reift, um geboren zu werden, und es wird gerade dann geboren,
wenn es so groß geworden ist, daß die Gebärmutter nicht weiter ausgedehnt werden könnte. Dennoch ist das Baby gerade
noch klein genug, um den engen Geburtsweg zu passieren. Es
kann sich vor Raumnot nicht mehr bewegen und kann auch
nicht mehr wachsen. Das Wachstum hört einige Tage vor der
Geburt auf, weil das Baby von der alternden Plazenta weniger
Nahrung bekommt. Durch die Alterung der Plazenta und durch
die Reaktion der Uterusmuskulatur auf die starke Dehnung wird
nun der großartige Prozeß der Austreibung in Gang gebracht.

Wird das Baby nach neun Monaten geboren, so wiegt es normalerweise zwischen sechs und zehn Pfund. Beträgt sein Geburtsgewicht weniger als fünfeinhalb Pfund, muß es, obwohl
nach vollen neun Monaten geboren, wie eine Frühgeburt behan-
delt und manchmal zunächst in einem Brutkasten versorgt werden. Wiegt es mehr als zehn Pfund, ist es entweder überernährt,
oder es handelt sich um eine Spätgeburt. Die Geburt kann sich
verzögert haben und das Baby älter als neun Monate sein. Im
Durchschnitt wiegt das Neugeborene sechseinhalb Pfund und ist

fünfzig Zentimeter groß; Knaben sind etwas größer als Mädchen.

Der Kopfumfang des Babys entspricht etwa seinem Schulter- oder Hüftumfang. Der Kopf paßt nur mit Mühe in die Eintrittsöffnung des knochenumschlossenen Geburtskanals hinein. Glücklicherweise ist er etwas nachgiebig. Der Schädel ist noch nicht ganz gefestigt. Er besteht aus fünf großen Knochenplatten, die noch voneinander getrennt sind und zusammengeschoben werden können. Die Zwischenräume sind von der harten Hirnhaut, der *dura mater* (lateinisch: die harte Mutter), ausgefüllt. Sie werden als Nähte bezeichnet, weil Monate nach der Geburt, wenn die Knochenplatten fest aneinandergefügt sind, die Verbindungslinien so aussehen, als seien die Knochen zusammengenäht worden. Die Kreuzungsstellen der Nähte des Neugeborenen heißen Fontanellen (lateinisch: Quellen), weil das Pulsieren des Blutstroms an ihnen deutlich spürbar ist. Allgemein bekannt ist der ‹weiche Fleck›, die große Fontanelle oben am Kopf.

Die Fontanellen verleihen dem Kopf die notwendige Nachgiebigkeit. Unmittelbar vor der Geburt – und besonders während der Geburt – verformt sich der in den Geburtskanal hineingepreßte Kopf, wobei die Knochenplatten sich einander nähern oder sogar überlappen. Die natürliche Verformung schadet dem Gehirn nichts. Auf sanfte Weise wird der Schädelumfang allmählich verringert, so daß der Kopf die charakteristische Form der Neugeborenen erhält. Wenige Tage nach der Geburt stellt sich die rundliche Form wieder ein.

Die Geburt ist für das Baby niemals leicht. Sie kann weniger als eine Stunde, aber auch viele Stunden dauern. Die durchschnittliche Geburtsdauer beträgt bei Erstgeburten vierzehn Stunden, bei späteren Geburten acht Stunden. Der Biologe Dr. Samuel Reynolds hat auf Grund seiner Studien über den Geburtsvorgang auf die drei P's hingewiesen, die dabei eine Rolle spielen. Es sind: die Passage, der Passagier und die Potenz

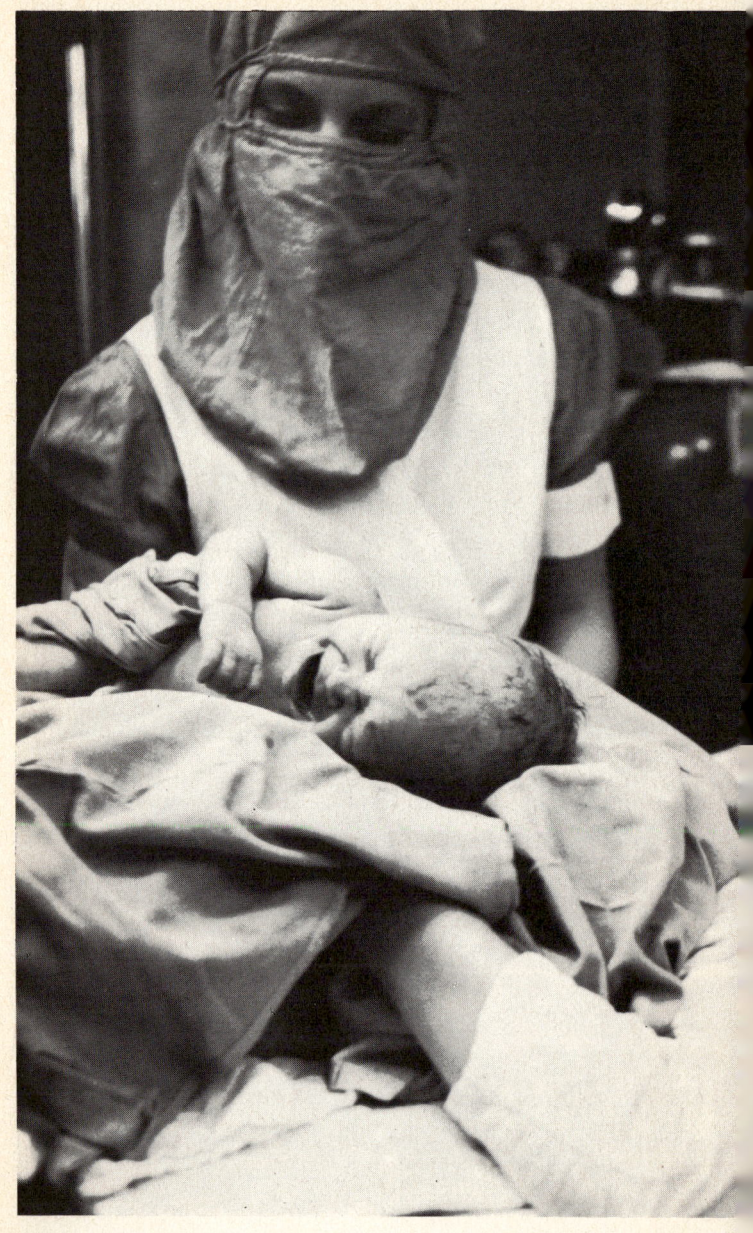

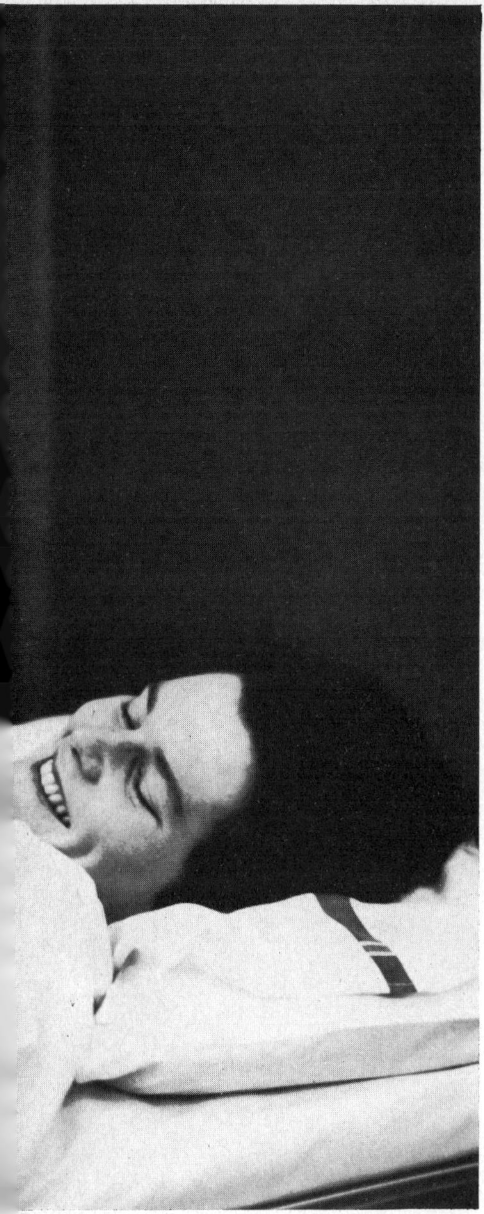

Zwei Minuten nach der
Geburt gibt das neun Mo-
nate alte Baby mit dem
Einsetzen der Atmung ei-
nen herzhaften Schrei von
sich. Die Nabelschnur ist
noch nicht durchgetrennt;
der Kopf ist vom Durch-
tritt durch den engen Ge-
burtskanal deutlich ver-
formt, erhält aber in we-
nigen Tagen seine rund-
liche Form zurück.

(Kraft). Man könnte noch ein weiteres P hinzufügen: die Psyche, denn sicherlich gehört die seelische Einstellung der Mutter mit zum Geburtsvorgang. Von diesen drei oder gar vier P's hängt es ab, wie lange die Geburt dauert und wie gut sie von Mutter und Kind überstanden wird.

Die Geburt beginnt mit einer Einschnürung des Uterus, durch die der Körper des Babys so gestreckt wird, daß der Kopf – oder in einigen Fällen das Gesäß – gegen den Ausgang des Uterus gepreßt wird. Die Ausgangspartie der Gebärmutter wird Zervix genannt (lateinisch: der Hals). Jetzt muß sich die fest verschlossene Zervix so weit öffnen, daß der Kopf des Babys durchtreten kann. Man hat ermittelt, daß das Baby bei jeder Kontraktion des Uterus mit einer Kraft von nahezu fünfundfünfzig Pfund gegen die Zervix gedrückt wird. Gewöhnlich zerreißt unter diesem Druck das Amnion, wobei das Fruchtwasser – je nach Größe und Ort des Risses – entweder hinausschießt oder auch nur hinauströpfelt. Die Kontraktionen folgen nun in immer kürzeren Abständen aufeinander und drücken das Baby so lange gegen die Zervix, bis die nur passiv Widerstand leistende Muskulatur nachgibt und der Kopf des Babys wie aus einer enganliegenden Badekappe austritt.

Damit ist der erste und längste Abschnitt der Geburt beendet. Die zweite Etappe ist kürzer, erfordert aber mehr Kraft. Um das Baby zur ‹Krönung› zu bringen (wie die Austreibung des Kopfes genannt wird), ist eine Kraft von nahezu einem Zentner erforderlich. Die zusätzliche Kraft muß von der Mutter beigesteuert werden. Man spricht dabei mit Recht von der Geburts-‹Arbeit›. Falls aus irgendwelchen Gründen die Muskelkräfte der Mutter nicht ausreichen, muß der Arzt nachhelfen. Er muß dann das Baby mit Hilfe von Zangen herausziehen oder einen Kaiserschnitt ausführen. Beides können lebensrettende Prozeduren sein, doch gebührt ihnen keineswegs der Vorzug vor dem sehr viel sanfteren Vorgehen der Natur.

Die körperliche Verfassung des Neugeborenen entspricht weitgehend der der Mutter. Eine schwere Geburt ist für beide Teile schwer. Falls die Mutter unter dem Einfluß von Medikamenten steht, hat das Baby die Medikamente durch die Plazenta ebenfalls erhalten und ist daher müde. Wenn die Mutter hellwach ist, dann ist es das Baby auch. Es unternimmt schon beim Austritt fortgesetzt Atemversuche, kann bei seiner Ankunft von selber atmen und ist lebhaft.

Die ersten Atemzüge sind die schwersten des Lebens. Man hat festgestellt, daß die erste Einatmung fünfmal soviel Kraft erfordert wie ein gewöhnlicher Atemzug, weil die Tausende von winzigen und unentfalteten Luftbläschen der Lunge erst geöffnet werden müssen. Die Anstrengung entspricht etwa derjenigen, die zum Aufblasen eines Luftballons erforderlich ist. Nur allmählich wird das Atmen leichter. Es bleibt noch während der ersten zwei oder drei Tage unregelmäßig. So lange dauert es, bis die Atemwege gänzlich vom Schleim befreit sind. Das frühzeitige Schreien trägt dazu bei, denn es treibt die hinderlichen Flüssigkeiten hinaus. Das Schreien kann reflektorisch ausgelöst werden, kann aber auch Ausdruck von Unbehagen sein. Das Neugeborene hat ja auch allen Grund, sich unbehaglich zu fühlen. Es ist naß und ist gerade in einen Raum gekommen, dessen Temperatur um etliche Grade niedriger liegt als die $31°$ C in der Gebärmutter. Auch ist es nach der vorangegangenen Dunkelheit hell, und wenn die Augen auch noch nicht scharf sehen können, so nehmen sie doch das Licht schon wahr.

Gleichzeitig finden größere Umstellungen im Körper des Babys statt, denn der Blutweg verändert sich radikal. Sobald die Nabelschnur ausgetreten ist, fließt durch sie kein Blut mehr. Wenn das Baby seinen ersten Atemzug getan hat, muß das Blut durch die Lungen geleitet werden, um dort Sauerstoff aufnehmen zu können. Jetzt muß sich eine größere Klappe im Herzen schließen, damit das verbrauchte Blut vom frischen getrennt wird.

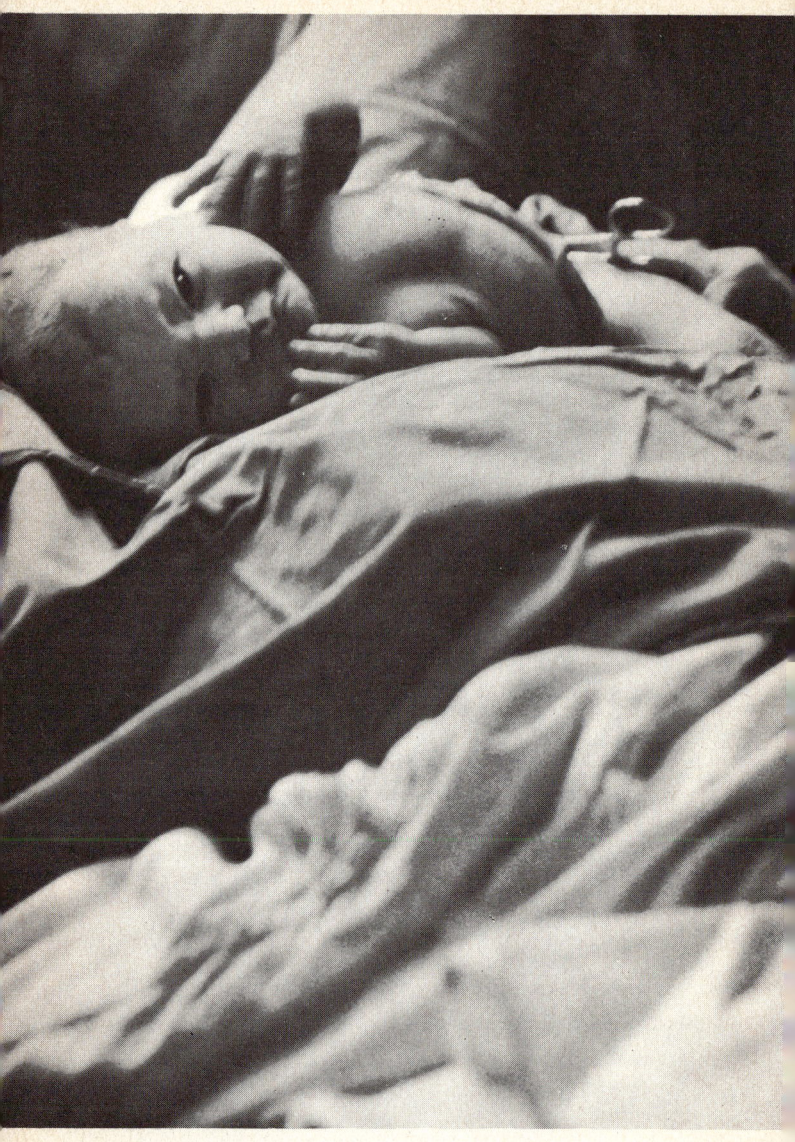

Vier Minuten nach der Geburt wendet sich dieses Baby mit weit geöffneten Augen zu seiner Mutter hin, die mit ihm spricht, während die Nabelschnur abgetrennt wird.

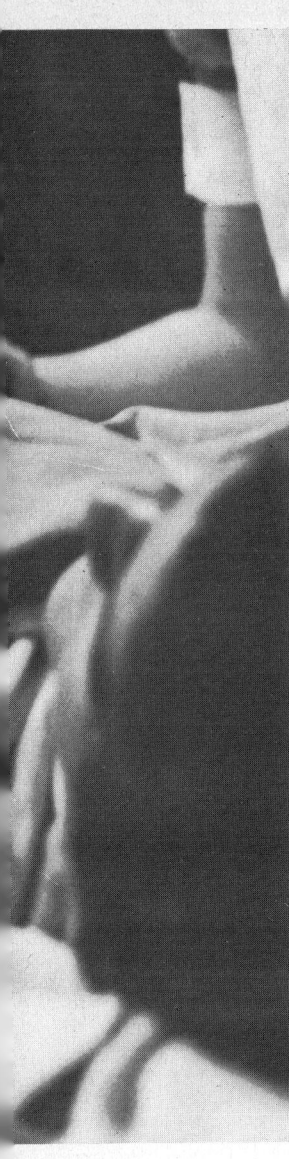

D. Linton

Das Baby muß innerhalb weniger Minuten nach der Geburt zu atmen beginnen, damit es Sauerstoff bekommt. Das letzte sauerstoffhaltige Blut aus der Plazenta hat das Baby im Augenblick seines Austritts erhalten. Die Zirkulation in der Nabelschnur bricht ab, sobald sie mit Luft in Berührung kommt. Die Natur besorgt den Verschluß durch die gallertartige Substanz, die um die drei Blutgefäße der Nabelschnur lagert. Diese Substanz quillt bei Luftberührung auf und drückt die eingebetteten Blutgefäße wie mit einer Klammer zusammen. Das Abschneiden der Nabelschnur durch den Arzt ist praktisch ein unblutiger Schnitt, der hauptsächlich zur Vereinfachung getan wird. Auch ohne Abtrennung würde die Nabelschnur – einschließlich der Plazenta an ihrem anderen Ende – innerhalb von etwa einer Woche eintrocknen, abfallen und die übliche Narbe, den Nabel, hinterlassen. Die Plazenta wird im allgemeinen kurz nach dem Baby geboren. Sie löst sich bei der Entbindung aus ihren Verankerungen. Nabelschnur und Plazenta haben mit der Geburt ihre Aufgaben erfüllt.

Einen angenehmen Anblick bietet das Baby bei der Geburt dadurch, daß es sauber zur Welt kommt. Es ist vom Fruchtwasser gewaschen. Üblicherweise sieht die Mutter als erstes nach, ob das Baby ein Knabe oder ein Mädchen ist. Ob nun Knabe oder Mädchen, in beiden Fällen kann die Mutter bemerken, daß die äußeren Geschlechtsorgane angeschwollen sind. Bei den Knaben ist nur das Skrotum geschwollen, bei den Mädchen sind es die Schamlippen. Das ist eine vorübergehende Erscheinung, deren Ursache in der langandauernden Nabelverbindung zur Mutter zu sehen ist. Die mütterlichen Schwangerschaftshormone sind zum Teil auch auf das Baby übergegangen. Die gleichen Hormone, die den Geburtskanal der Mutter dehnbarer gemacht haben, haben auch die Dehnung der Genitalgewebe des Babys herbeigeführt. Durch andere Hormone, die die Vergrößerung der mütterlichen Brust angeregt und sie für die Milcherzeugung vorbereitet haben, sind auch die Brüste des Babys aktiviert worden. So haben Knaben genauso wie Mädchen in den Tagen nach der Geburt in ihren Brüsten tatsächlich Milch. Sie wird ‹Hexenmilch› genannt und quillt bisweilen aus den Brustwarzen der Neugeborenen hervor. Es haben also selbst Knaben einmal in ihrem Leben tätige Milchdrüsen.

Aus der Gebärmutter bringt das Baby etwas Vernixkrem mit, die sich in den Hautfalten angesammelt hat. Das Baby kann auch einen zarten Lanugoflaum an Stirn, Rücken oder Schultern tragen; dieser fällt jedoch bald ab. Die Haut ist hell, unabhängig von der Rasse. Negerbabys — und überhaupt alle Babys — sind bei der Geburt hell. Das Pigment, das die Haut färbt, ist noch nicht wirksam und wird auch noch für einige Tage oder gar Wochen unwirksam bleiben. Der Bauch des Babys ist dick und rund, weil die Leber sehr groß ist; sie hatte ja die besondere Aufgabe der Bildung von Blutkörperchen zu bewältigen. Möglicherweise läuft aus der Nase etwas von der in ihr angesammelten Amnionflüssigkeit. Die Ohren sind mit Schleim verstopft, so daß das Baby nicht hören kann. Wenn der Schleim sich nach einigen Tagen verloren hat, kann das Gehör vorübergehend überempfindlich sein. Im Gesicht sind vielleicht einige

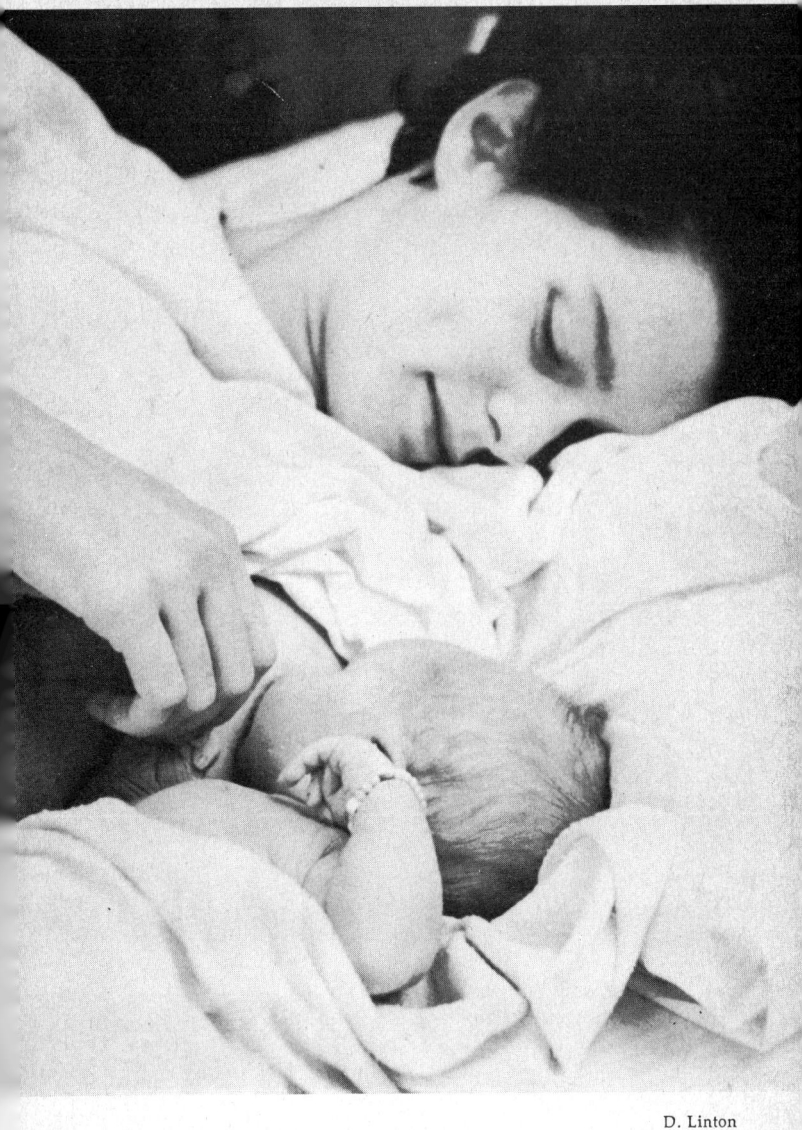

Fünfzehn Minuten nach der Geburt wendet sich das Baby dem lange geübten Saugen zu. Es saugt Kolostrum ein, eine Art Vormilch. Einige Babys sind anfänglich an der Brust ungeschickt.

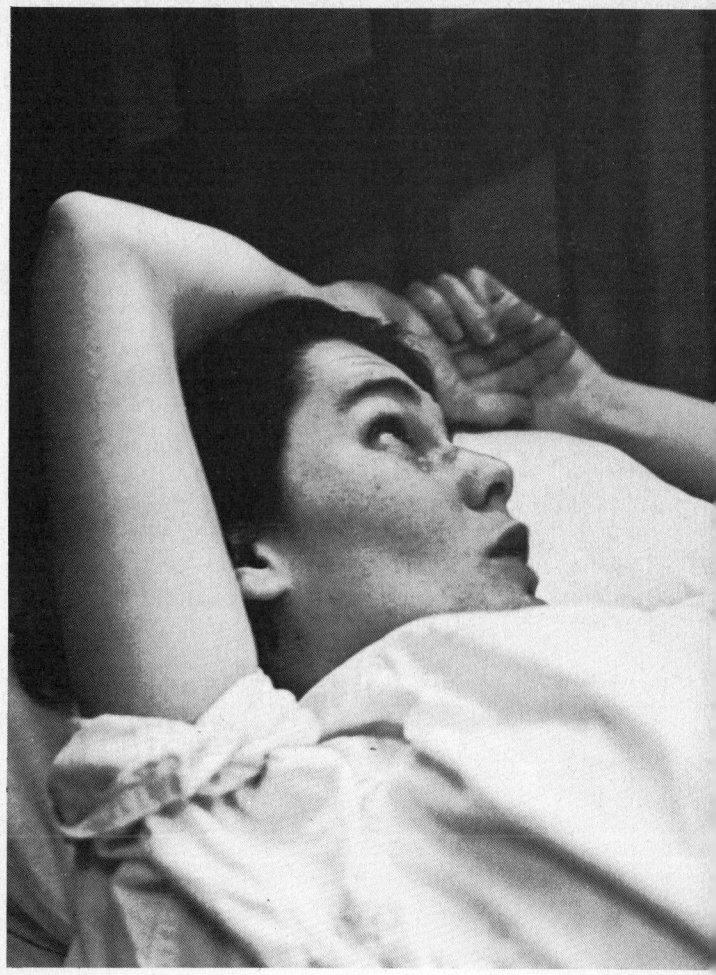

Eine Stunde nach der Geburt blicken Baby und Mutter auf den neben dem Bett stehenden Vater. Obwohl das Neugeborene noch nicht richtig sehen kann, vermag es sicherlich schon einfache Umrisse und Formen zu unterscheiden.

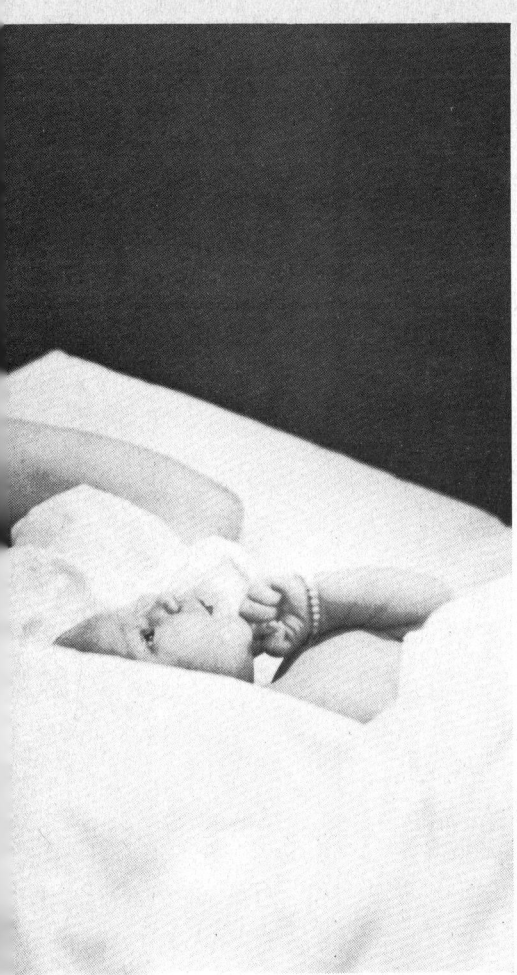

D. Linton

Kratzer von den eigenen Fingernägeln, die möglicherweise schon geschnitten werden müssen. Die Augen bleiben einige Wochen lang ohne Tränen, das heißt ohne funktionsfähige Tränenkanäle. Das erste Schreien ist immer tränenlos. Die Augen öffnen und schließen sich und wandern ziellos umher, scheinen

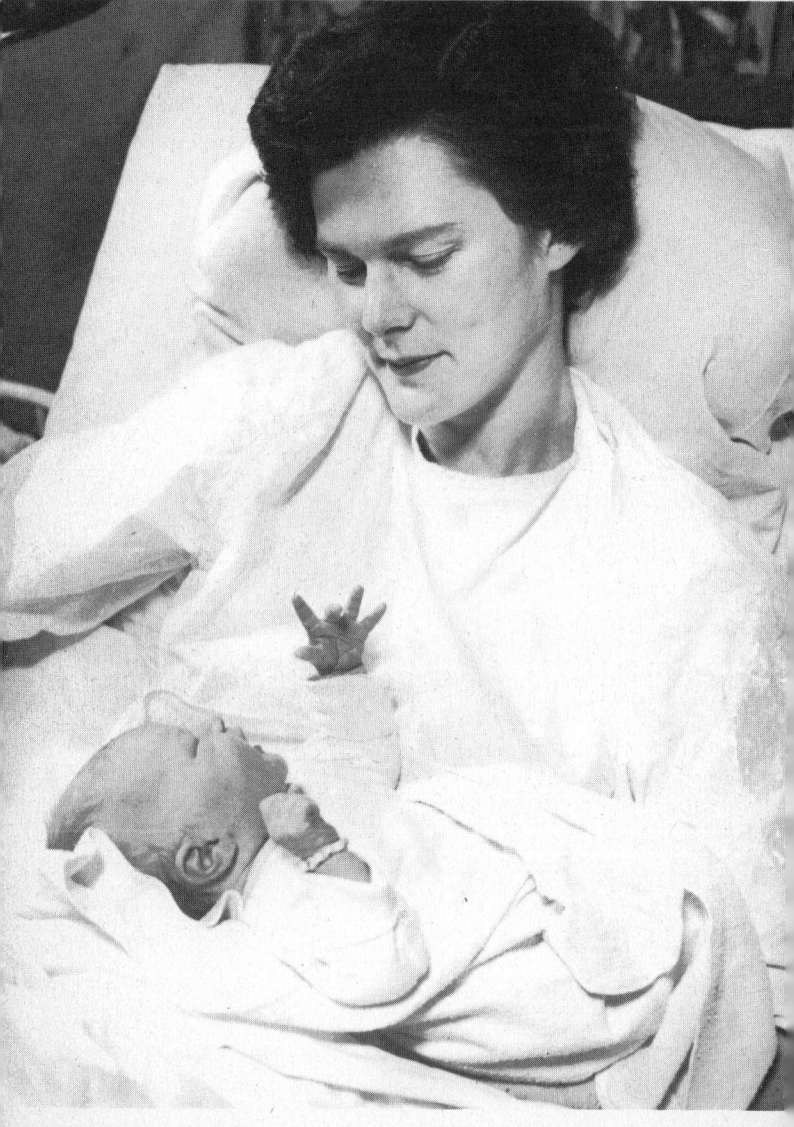

D. Linton

Im Alter von 3 Tagen beginnt das Baby, seine Umwelt kennenzulernen.

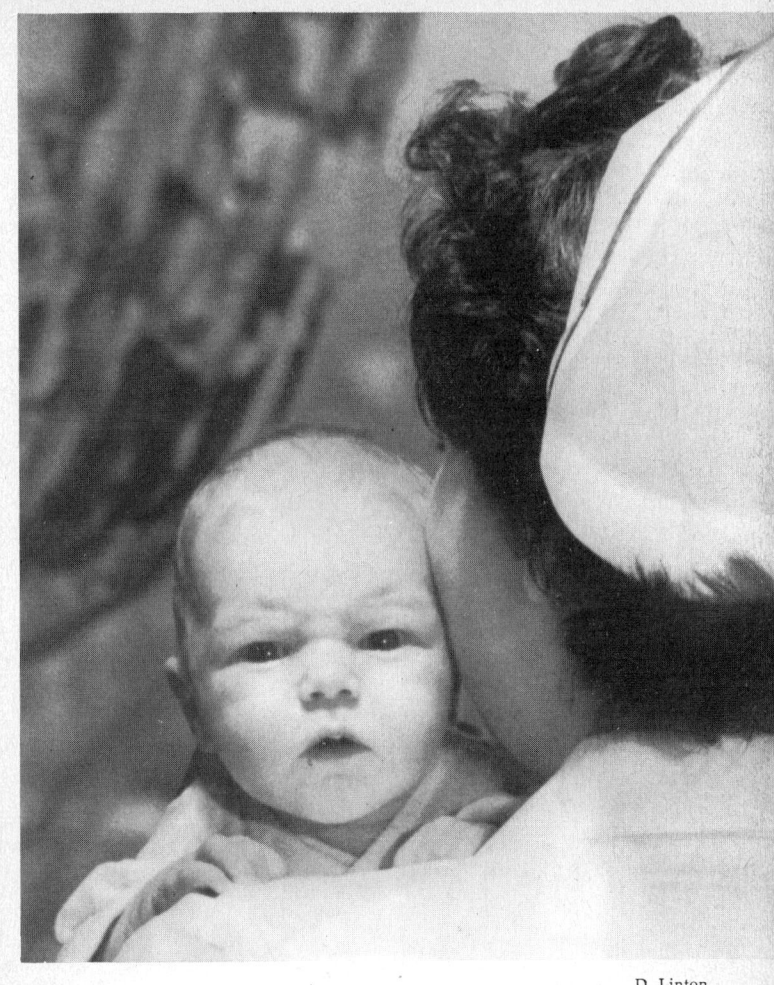

D. Linton

gelegentlich einen Gegenstand anzusehen und gleiten dann wieder ab, oft aber nicht in gleicher Richtung, so daß das Baby bisweilen schielt. Das Baby kann hell und dunkel unterscheiden
und nimmt große und bewegliche Gegenstände wahr.

Aus der Gebärmutter kann das Baby die Angewohnheit des

Daumenlutschens mitgebracht haben. Es kann jetzt sehr kräftig saugen. Die Backen sind infolge der gut entwickelten Saugmuskulatur ganz dick. Wenn irgend etwas die Wangen berührt, dann wendet das Baby seinen Kopf dorthin und sucht Nahrung. Wenn irgend etwas die Handfläche berührt, dann schließen sich die Finger so fest, daß das Baby sein eigenes Gewicht halten könnte, sofern es an seine Hände gehängt würde. Wenn die Füße festen Untergrund spüren und der Körper gut abgestützt wird, dann macht das Baby Schrittbewegungen, die oft fälschlich als frühzeitiges Gehen gedeutet werden. Wird das Baby auf sein Bäuchlein gelegt, dann macht es einige kraulartige Bewegungen.

Es ist überraschend, wie schnell das Baby sich nach dem Schock der Geburt in seiner neuen Umgebung zu Hause fühlt. Kaum ist es abgetrocknet und warm in eine Wolldecke verpackt, da hustet es auch schon, gähnt und niest und beäugelt seine neue Welt. Wird es an die Brust seiner Mutter gelegt, so versucht es gleich zu saugen und hat meistens auch schon Erfolg. Darauf läßt seine Lebhaftigkeit nach; es zieht Arme und Beine an, nimmt seine Lieblingsstellung aus der Gebärmutter ein und fällt in einen sehr langen und gesunden Schlaf, um sich von diesem schweren Tag zu erholen.

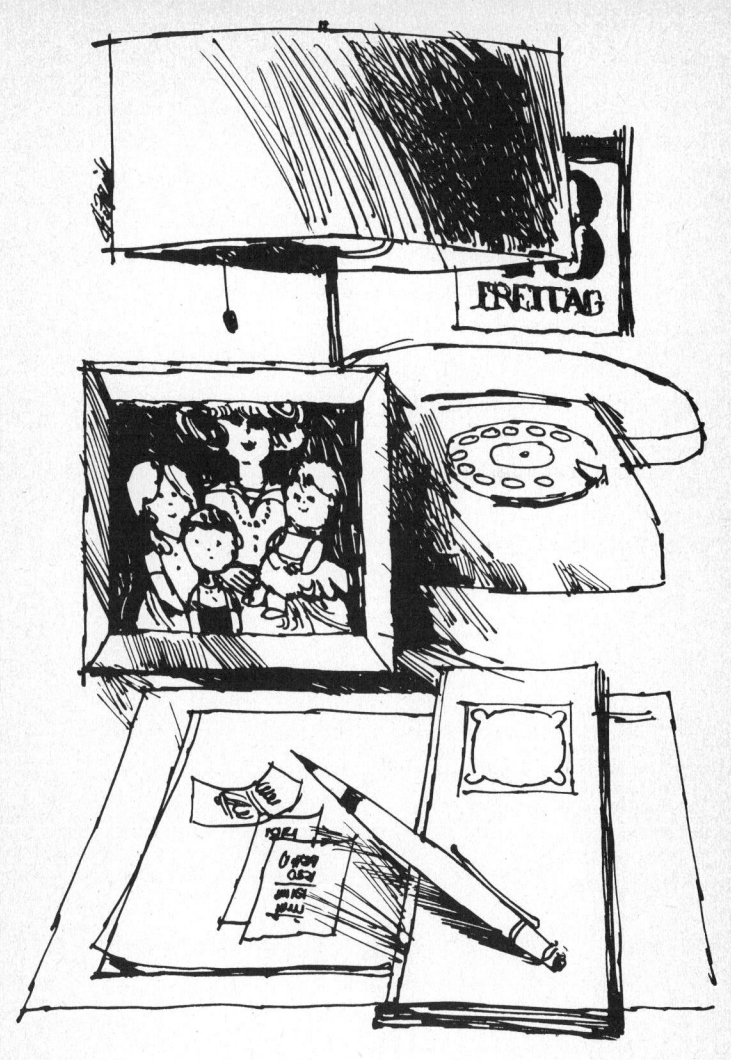

Die Liebe zur Familie . . .

... ist schließlich das Hauptmotiv des Sparens, schrieb der englische Nationalökonom Alfred Marshall. Das ist zwar kein wissenschaftlich exakter, aber wohl einer der liebenswürdigsten Sätze über das Sparen.

Das Zitat geht weiter: «Wenn es nicht aus Liebe zur Familie geschähe, dann würden sich viele, welche jetzt schwer arbeiten und sorgsam sparen, nicht mehr anstrengen, als zur Sicherung eines komfortablen Jahreseinkommens für die eigene Person nötig wäre ... Aber die Menschen arbeiten und sparen in der Hauptsache nicht ihrer selbst, sondern ihrer Familien wegen.» Das klingt nett, daß man es glauben möchte.

Auch Theodor Heuss fand: «Der Sparer denkt an sich, an seine Familie. Er ist also ein Egoist. Laßt es ihn ruhig sein!»

NACHWORT

Wir haben viele gute Gründe, unseren Lebensgang vom Tage der Geburt zu datieren, vom Tag, an dem wir das erste große Wunder erleben: das Licht der Welt. Wir wollen die Worte nicht leichthin nehmen. Das Licht der Welt ist das erste Wunder und bleibt es zeitlebens. Die Erfahrung der Helle des Tages und des Reichtums der Farben ist für alle ein Geheimnis, und je mehr die Forschung von den Geschehnissen erfährt, die wir Menschen als Licht erleben, je mehr wir auch vom Bau und Wirken der Augen und der Nervenorgane wissen, desto gewaltiger ist das Geheimnis des Bewußtseins von Licht und Farbe vor uns.

Mit dem Tag, da wir in dieses helle Reich eintreten, wird das Dunkel, das den werdenden Menschen bisher umfangen und beschützt hat, zu etwas Neuem, Besonderem. Der Gegensatz zum erregenden lichten Tag gibt für unser ganzes Leben der Nacht den besonderen Sinn einer Heimkehr, der innigsten Geborgenheit in einem Mutterschoß, im wiedergefundenen Urgrund unseres Seins. Daß diese Zeit im Mutterleibe nicht ein stummes Wachsen und Ausformen ist, sondern bereits eine Zeit lebendiger Fühlung mit der besonderen Umwelt im Leib der Mutter – das hat Geraldine Lux Flanagan in diesem Buche in vorbildlicher Klarheit und Sachlichkeit dargetan. Dasselbe bezeugt die Bilderfolge, die das Ergebnis unerhörter Forschermühe und -hingabe in vielen Ländern ist.

Der Leser, der in dieser klaren Darstellung das wunderbare Geschehen unseres individuellen Werdens miterlebt, darf der

Führung vertrauen. Denn hinter der einfachen, jedem verständlichen Beschreibung steht eine ausgedehnte Umschau der Verfasserin im weiten Feld, auf dem Biologie und Medizin gemeinsam die menschliche Entwicklung erforschen.

Mancher Irrtum wird richtiggestellt. So finden wir eine ausgezeichnete Korrektur der so weit verbreiteten Formel, der Mensch durchlaufe in seiner Entwicklung die Etappen der Evolution höherer Wirbeltiere, eine Fischstufe, einen Reptilien- und einen Affenzustand. Die Wirklichkeit wird von der Verfasserin treffend gekennzeichnet, indem sie diese Ähnlichkeiten auf wichtige allgemeine Baugesetze des Tierkörpers zurückführt.

Zur Zeit, als dieses Buch geschrieben wurde, sind in Europa jene schweren Mißbildungen bei Kindern im Mutterleibe geschehen, die uns auf neue Gefahren der Biotechnik in so erschütternder Weise hingewiesen haben. Das Buch ist unmittelbar vor diesem alarmierenden Geschehen gedruckt worden – um so mehr möchte ich hervorheben, wie klar und mit wie tiefem Ernst in diesem Werk die besondere Gefährdung betont wird, die im zweiten Monat die Entwicklung des Keims bedroht – in einer Zeit, in der über wichtige Züge unserer artgemäßen Entwicklung entschieden wird und wo daher Einflüsse von außen besonders stark einzuwirken vermögen.

Das Werk schließt mit der Geburt. Für den Biologen aber stellt der Geburtsmoment eine Reihe von Fragen, die diesen besonderen Augenblick unseres Daseins in größeren Zusammenhängen erscheinen lassen, in Beziehungen, die für das Verständnis unserer ganzen menschlichen Eigenart entscheidend sind.

Wir kennen alle die hilflosen jungen Amseln, die neugeborenen Hunde und Katzen, aber auch den Gegensatz: das Entchen oder Küken, das Kälbchen, das Füllen, die alle so früh schon springlebendig sind. Nesthocker und Nestflüchter, damit haben wir zwei extrem verschiedene Geburtszustände genannt, die jedem vertraut sind. Wenn man den neugeborenen Menschen mit

diesen Tierkindern vergleichen soll – was erscheint selbstver-
ständlicher, als daß er zu den Nesthockern gehört!

Das scheinbar Selbstverständliche immer wieder zu prüfen,
ist eine der Aufgaben der Naturforschung. Sehen wir also unseren Geburtszustand näher an. Gewiß sind wir am Lebensan-
fang eine Art von Nesthockern. Und doch, wenn wir genauer
hinschauen, stimmt manches nicht mit dem Nesthockerbild über-
ein, das uns manche Vögel und Säuger bieten. Unsere Augen
sind bei der Geburt schon offen, die Sinne bereits recht wach
und bereit, sich mit der Welt auseinanderzusetzen. Das ist bei
keinem der echten Nesthocker so; sie haben alle völlig verschlossene Augenlider, völlig verwachsene Ohröffnungen, ja oft ist
sogar die Ohrmuschel nach vorn umgelegt und mit der Haut
verwachsen als ein weiterer Schutz für das zarte innere Organ,
das ja noch in voller Entwicklung ist.

Der Geburtszustand unserer Sinnesorgane entspricht weitgehend dem der Nestflüchter unter den Säugetieren! Wenn wir
das recht beachten, wird eine andere wenig beachtete Einzelheit
auf einmal bedeutungsvoll: im Mutterleib, als wir etwa zwei
Monate alt waren, hat jeder von uns ein Stadium durchlaufen,
in dem Augen und Ohren durch Verwachsen der Lider und des
Gehörganges genauso verschlossen wurden, als wären wir Nesthocker, die sehr früh geboren werden sollten. Denn das ist ja
der Zustand, in dem wir in die Welt gesetzt würden, wenn wir
rechte kleine Säugetiere von jener Art wären, wie junge Igel,
Murmeltiere, Eichhörnchen oder Marder. Doch über unser Ge-
schick ist anders verfügt: wir sollen noch lange Monate in der
Geborgenheit des Mutterleibes bleiben.

Unsere Sinnesorgane aber verhalten sich so, als wären wir
damals, nach dem zweiten Monat, geboren worden und sollten
bald in der Welt draußen Auge und Ohr gebrauchen. Augen
und Ohren öffnen sich im Mutterleib lange vor der Geburt wie
bei allen höheren Säugetieren. Das Menschenkind tritt schon

im fünften Monat in diese zweite Etappe seiner Entwicklung ein; es ist auf dem Weg zu einem Geburtszustand, wie er für sämtliche hochentwickelte Säugetiere kennzeichnend ist.

Wir sind also auf dem besten Weg zum Nestflüchter. Nur wenn wir uns diesen Umstand vor Augen halten, vermögen wir die Eigenart der menschlichen Entwicklungsweise richtig zu sehen. Wir wollen darum diese Sonderbildung noch genauer zu erfassen suchen. Dazu hilft uns ein theoretisches Experiment: wir konstruieren auf Grund vieler zoologischer Erfahrungen den Geburtszustand eines Tiermenschen. Wir können errechnen, wie ein Menschenkind beschaffen sein müßte, wenn es als ein vollwertiges Säugetier zur Welt käme; wir vermögen recht genau zu bestimmen, wie lange die Entwicklung im Mutterleib dauern müßte, bis ein solcher echter Tiermensch ausgetragen wäre. Die Mütter müßten sich freilich auf eine beträchtliche zusätzliche Leistung gefaßt machen, müßte doch das Menschenkind etwa ein Jahr über die uns zugemessene Zeit im Mutterleibe bleiben. Nach insgesamt zwanzig bis zweiundzwanzig Monaten käme es endlich zur Welt, nun aber bereits des Stehens und Gehens fähig, versehen mit einem Gehirn, das bis zur vollen Größe nur noch etwa um ein Drittel seiner Masse zunehmen müßte. Das wäre die echte Nestflüchter-Entwicklung eines vollen Säugetierwesens. Aber so sind wir gerade nicht! Am Modell dieser Tiermenschen-Entwicklung messen wir unsere Eigenart.

Wohl kommen wir viel später zur Welt als ein echter Nesthocker, aber doch viel früher als ein unserem Säugerrang entsprechender Nestflüchter. Unser ganzes erstes Lebensjahr wird dadurch zu etwas Besonderem – es ist menschliche Eigenart. Wir werden etwa ein Jahr früher zur Welt gebracht, als es einer Säugerform mit unserer Wuchsweise und unserer Gehirngröße gemäß wäre.

Bedenken wir diese Eigenart unseres Entwicklungsganges, so

rückt eine Tatsache in ein neues Licht, die seit mehr als einem halben Jahrhundert der Forschung bekannt ist. 1903 hat der Kinderarzt E. von Lange darauf hingewiesen, daß unsere Wuchsweise im ganzen ersten Jahr nach der Geburt ‹embryonal› sei, also so verlaufe, als wären wir noch im Mutterkörper. Seine Feststellung ist kaum beachtet worden. Auch daß der amerikanische Anthropologe R. Scammon 1922 dieselbe Tatsache wieder hervorgehoben hat, änderte nicht viel. Heute aber finden wir in dieser Wuchsweise einen Sinn: sie ist eines jener Merkmale, die sich nach echter Säugerart entwickeln und sich nicht nach unserer frühen Geburt richten. Übrigens ist auch unsere Muttermilch in ihrer Zusammensetzung eine echte Nestflüchter-Milch – sehr deutlich anders als die echter Nesthocker.

Wollen wir das Besondere der menschlichen Entwicklung möglichst drastisch erfassen, so müssen wir also unsere Ausformung bis zum Ende des ersten Jahres als ‹embryonal› beurteilen. Freilich handelt es sich um eine Embryonalzeit in einem neuen, besonderen Mutterschoß. Die erste Periode – die unser Buch darstellt – verläuft in der Geborgenheit, im Dunkel, in der Wärme des mütterlichen Leibes – in der zweiten Hälfte aber muß das Heim und die soziale Gruppe Sicherheit, Wärme und Nahrung bieten. Das Zusammensein dieser Gruppe, der Mutter und der Familie, muß einen neuen, sozialen Mutterschoß schaffen; damit entsteht eine Aufgabe der Gesellschaft, die nicht bedeutungsvoll genug gesehen werden kann.

Ist nun diese Frühgeburt ein sonderbarer Zufall, den wir hinnehmen müßten, ohne mehr dahinter zu suchen – oder vermögen wir in dieser menschlichen Eigenart einen Sinn zu sehen? Ich glaube: ja!

Nehmen wir das Entscheidende vorweg! In das ‹Erstjahr›, das Jahr, um das wir – gemessen an Säugetiernormen – zu früh zur Welt kommen, fallen Geschehnisse, die für das Werden jedes Menschen entscheidend sind: die Ausbildung des Stehens, des Sprechens und des einsichtigen, denkenden Tuns. Diese drei wichtigen menschlichen Eigenschaften formen sich nicht nur gleichzeitig, sie entstehen auch auffällig gleichartig. Die Anlagen machen sich als erbliche Triebe bemerkbar, als unausgeformter, offener Drang zum Handeln, zum Aufrichten, zum Formen von Lauten und Tönen. Und noch etwas ist bei allen diesen Anlagen gleich: sie alle benötigen die Hilfe der Mitmenschen, die stete Aufforderung zum Tun, das dauernde Vorbild der Familie, die unablässige Hilfsbereitschaft zum Mit- und Vorsprechen, zum Aufsitzen, Stehen und Gehen, zum richtigen Tun und Denken. Die engste Sozialwelt des Kleinkindes ist, wenn sie vollwertig ist, eine reiche Quelle von Förderung. Mehr als das: dieses soziale Mittun, die Gegenseitigkeit von Gruppe und Kind ist die notwendige Voraussetzung des Gelingens. Volle Menschlichkeit ist ein Werk der Gesellschaft. Nur in der Gruppe wird und ist der Mensch ganz Mensch. Das sagt nun freilich nicht, die Gruppe sei das Entscheidende und der Einzelne ein auswechselbares Stück; denn auch die Gruppe ist nur vollwertig human, wenn die einzelnen Individuen ihre optimale Ausformung verwirklichen können.

Wir fragten uns, ob die Eigenart unseres Frühzustandes eine zufällige Einzelheit sei oder ob sie in einer tieferen Beziehung verstanden werden könne. Dazu müssen wir noch etwas weiter um uns blicken.

Es gehört zu den entscheidenden Wendungen der gegenwärtigen Forschung am Menschen, daß sie die Notwendigkeit erkannt hat, eine umfassende Vorstellung von der menschlichen Daseinsform zu entwickeln, in diese besondere Seinsweise den besonderen Entwicklungsgang einzugliedern und deren Deutung seiner Eigenart zu versuchen. Die Darstellung der menschlichen Seinsweise darf sich nicht auf einen Teil des Menschlichen beschränken, sie muß das Ganze zu sehen trachten. Nur die weiteste Auffassung vom Humanen kann das Bezugssystem für die Deutung der Entwicklungstatsachen geben. Versuchen wir also, die entscheidenden Züge dieses Menschenbildes herauszuheben.

Der Mensch, dessen Entwicklungsgang wir in seinen Einzelheiten deuten wollen, erscheint uns als eine Lebensform von einer besonderen Art des Welterlebens mit einer ererbten Struktur der Zuwendung zur Umgebung, die, wie man etwa gesagt hat, weit ‹weltoffen› ist und nicht, wie die meisten tierischen Verhaltensweisen, recht eng fixiert durch erblich gegebene Schemata, Auslöser und andere Bedeutungsträger. Unsere Weltoffenheit äußert sich auch darin, daß sie einer stetigen Repräsentation des nicht Gegenwärtigen fähig ist. In unseren Vorstellungen wirkt die Vergangenheit wie die Zukunft, in die hinein wir planen, wirken auch die räumlich nicht anwesenden Aspekte, die ‹Rückseiten› oder ‹Innenseiten› der Dinge ständig mit. Diese menschliche Daseinsform ist auch dadurch gekennzeichnet, daß sie, was wir von keinem Tier kennen, einen Standort der Betrachtung beziehen kann, von dem aus die eigene Seinsweise zum Objekt der Untersuchung wird. Wir können in einem wahren Sinn des Wortes ‹außer uns› sein, uns selbst gegenübertreten, unsere subjektive Seinsweise zum Objekt der Betrachtung machen. Alle diese Züge des Humanen müssen uns vor Augen stehen, wenn wir die Sonderart der menschlichen Entwicklung deuten und die Forderung, die jedes Heranwachsen und Reifen an die Gemeinschaft stellt, verstehen wollen.

Die eigenartige Ausformung ererbter Anlagen, deren Ausprägung im Kontakt mit der Sozialwelt, fordert als Voraussetzung für ein volles Gelingen eine lange Zeit des Erfahrens und Übens komplizierter Beziehungen. Erst die Einsicht in diese Notwendigkeit macht es möglich, die außergewöhnliche Verlängerung von Kindheit und Jugend, die den Menschen charakterisiert, als sinnvoll zu verstehen, ohne in die Deutungen zu verfallen, die nur ganz allgemein von Verlangsamung sprechen und damit – mehr oder weniger ausgesprochen – Störungen des steuernden hormonalen Systems meinen, wobei ein rascher tierischer Entwicklungsgang als die Norm des höheren Lebens gewertet wird. Wir erkennen in dieser ungewöhnlichen Langsamkeit die natürliche Voraussetzung für die Künstlichkeit unseres ganzen Sozialsystems – wobei wir ‹Künstlichkeit› als unvermeidlich, als unsere ‹zweite Natur› auffassen. Einer solchen Vorstellung vom Menschen und seinem Werden erscheint die Eingliederung der biologischen Strukturen, durch die eine Verlängerung der Jugendzeit gesichert wird, als ein besonders wesentlicher Prozeß der Menschwerdung.

Wer die Notwendigkeit einsieht, alle diese Weisen der Weltbeziehung in langen Übungs- und Reifungszeiten zu proben, zu entwickeln und zu festigen, der wird auch zu einer objektiveren Beurteilung der Sonderstellung der langen Kindheits- und Jugendjahre gelangen. Er wird einsehen, daß der geistige Reichtum, die Möglichkeiten einer Gesellschaft davon abhängen, ob in den Heranwachsenden in optimaler Weise die Entwicklung und Übung aller Aspekte des Welterlebens und des Gestaltens gefördert worden sind – ob der Sinn dieser langen Entwicklungsphase erfaßt oder verfehlt wird.

Die Jahre unserer Kindheit erfüllen ihre Aufgabe der Vorbereitung des reifen Lebens nur dann, wenn sie als die notwendig eigenartige und notwendig lange freie Zeit der Übernahme des ganzen Traditionsgutes erfaßt werden.

Die Einsicht in die Bedeutung des ersten Lebensjahres stellt auch der Erziehung ihre besonderen Probleme. Vor allem zeigt sie, daß die gewissenhafte Verbesserung der hygienischen Bedingungen des Säuglingsalters keineswegs genügt, um eine volle Entwicklung zu sichern. Auch das raffinierteste Studium der Ernährung ist nur ein Glied in einem großen Kreis von Faktoren, welche zusammenwirken müssen, um eine vollwertige Ausformung des Neugeborenen zu garantieren. Es ist eine der wichtigsten Entdeckungen der Humanbiologie unserer Zeit, daß sie die zentrale Rolle des vollwertigen Sozialkontaktes für die Ausformung der menschlichen Eigenart gezeigt hat. Die Überprüfung der älteren Darstellungen Pfaundlers über Pflegeschäden, die er seinerzeit als ‹Hospitalitis› beschrieben hat (1915), durch R. Spitz und K. Wolf (seit 1947), sowie neue Beobachtungen durch Jenny Aubry (1955) haben deutlich gezeigt, in welchem Ausmaß das psychische und körperliche Gedeihen des Säuglings im ersten Jahr als eine unteilbare Einheit betrachtet werden muß. Dieselben Untersuchungen bezeugen auch, daß so ausgesprochen körperliche Eigenheiten der Entwicklung wie etwa die Gewichtskurve in hohem Maße Ausdruck der normalen Ausbildung des Gefühlslebens und des Sozialkontaktes sind. Das kleine Menschenwesen wendet in einer Zeit, wo seine rationalen, intellektuellen Fähigkeiten erst keimhaft am Werke sind, die Macht seiner intuitiven Möglichkeiten, die ganze Kraft seines Gefühlslebens auf die umgebende Sozialwelt. Diese gefühlsstarke Zuwendung ist, wenn sie wirklich ihr Ziel erreichen soll, der entsprechenden Antwort durch die soziale Gruppe bedürftig, mag diese Sozialwelt auch nur durch einen einzigen Menschen verkörpert sein. Die Zuwendungskraft des Kindes fordert die Gegenleistung. Die Beziehung von Kind und Gruppe ist durchaus vergleichbar der Instinktverschränkung, welche Jungtiere und Eltern zu einer Einheit zusammenbindet, nur daß die verschränkende Struktur dieses überindividuellen Ganzen im Fall des Menschen qualitativ sehr viel reicher sein muß. Zuwendung in einer ‹administrativen›, lauen Weise, als eine bloße Erledigung mehr oder weniger lästiger Pflichten, wird vom Kind unfehlbar in ihrer Dürftigkeit taxiert und läßt im Gefühlsleben des werdenden Wesens ein Unbehagen aufkommen, das sich sehr rasch im Verfall der ganzen Entwicklung äußert. Was der

Säugling in diesen entscheidenden Monaten des ersten Jahres braucht, wie übrigens später das Kleinkind, ist eine volle, gefühlsstarke Zuwendung. Liebe und vollwertige Eingliederung in die soziale Gruppe sind als Entwicklungsfaktoren erwiesen, von denen eine starke menschenformende Kraft ausgeht und deren Ausbleiben mit Sicherheit Fehlentwicklung zur Folge hat. Man darf ruhig behaupten, daß Liebe, insbesondere in den ersten Jahren, als ein wägbarer Faktor, als ein Beziehungsglied auftritt, dessen Wirksamkeit sich mit den quantitativen Methoden der Biologie deutlich bestimmen läßt. Wir müssen diese Tatsachen betonen, weil im Zeitalter des Wägens und Messens die Gefahr immer größer wird, daß zwar die Anteile von Fruchtsäften und Milch sorgfältig bestimmt werden, daß man es aber nur zu oft mit der rechten Zuteilung der Zärtlichkeit, mit der ‹Zufuhr› von Geborgenheit, mit dem Anteil an echter Liebe lange nicht so genau nimmt. Das Ausformen des Lächelns, dieses rätselhaften und wundervollen ersten Sozialkontaktes, ist ein anderes untrügliches Zeichen, aber auch eine unabdingbare Forderung des sozialen Kontaktes.

Wir haben das eigenartige humane Erstjahr als die Zeit des sozialen Mutterschoßes bezeichnet, um im tiefsten Ernst die Rolle der Gruppe als eines zweiten, besonderen Uterus herauszuheben. So wie der Mutterleib durch ein unbewußt arbeitendes System von hoher Ordnung das Werden in der Frühzeit sichert, so muß eine ebenso bedeutungsvolle Entwicklungsarbeit nach der Geburt von der Gruppe geleistet werden. Aber dieser soziale Mutterschoß arbeitet nicht mit der gleichen Sicherheit wie der Mutterleib, denn nur gering sind die erblich gegebenen instinktiven Ordnungen, die uns sagen, was alles zu tun ist, um die rechte Entwicklung zu garantieren. Wirkliche Einsicht in die Bedingungen unseres Aufwachsens muß die fehlenden instinktiven Gewißheiten der tierischen Brutpflege ersetzen. Dies gilt erst recht in einer Zeit, wo die ursprünglicheren Formen des Familienlebens durch die modernen Arbeitsweisen gelockert oder fast ganz.aufgehoben sind. Die Orientierung aber, welche die bei uns Menschen so dürftigen ererbten Instinkte ersetzen muß, darf sich nicht auf ein paar Einzelheiten des Stoffwechsels und auf Regeln der Hygiene beschränken. Das ganze Wissen um das, was der Mensch eigentlich ist, muß am Werke sein, wenn die Bedeutung der Gruppe für das Werden eines vollen Menschen gesehen werden soll. Nicht umsonst hat uns ja die Betrachtung unseres Geburtszustandes, der Vergleich von Nesthockern und Nestflüchtern zu einer Besinnung auf die weiteren Wesenszüge des menschlichen Daseins geführt.

Der neugeborene Mensch liegt als einziges Säugerkind auf dem Rücken, Augen und Hände der Welt zugewandt, mit der er sich auseinandersetzen soll. Er blickt als einziges dieser Säugerkinder an der Brust liegend zum Gesicht der Mutter hin; mit der Milch nimmt er auch die wesentlichen Eindrücke auf, welche seinem in offener Form erblich vorgebildeten Sozialsinn die später wirksame Form geben. Wer einmal begonnen hat, die vielen Eigenheiten unseres Geburtszustandes zu ergründen und zu bedenken, der wird auch die Verantwortung der Gesellschaft für die Ausformung jedes neuen Gliedes einer Menschengruppe tiefer erfassen. Wir alle sind aufgerufen, das Werk zur rechten Vollendung zu führen, welches im unbewußten Geschehen der ersten neun Monate unseres Lebens begonnen wird und von dem das Buch, das Geraldine Lux Flanagan uns vorlegt, eine so eindrückliche Kunde gibt.

ADOLF PORTMANN

QUELLENNACHWEIS

MEDIZINISCHE LEITFÄDEN

Arey, Leslie Brainerd: *Developmental Anatomy*. 6. Aufl., Philadelphia 1954.
Eastman, Nicholson J.: *Williams Obstetrics*. 11. Aufl., New York 1956.
Greenhill, J. P.: *Obstetrics*. 11. Aufl., Philadelphia 1955.
Patten, Bradley M.: *Human Embryology*. 2. Aufl., Toronto 1953.

EINZEL-VERÖFFENTLICHUNGEN UND
MONOGRAPHIEN

Butler, E. G.: ‹Old Problems and New in Experimental Embryology›. *American Scientist* Bd. XXX, Nr. 3 (1942).
Corner, George W.: *Ourselves Unborn, An Embryologist's Essay on Man*. New Haven 1944.
Darwin, Charles: *The Descent of Man, and Selection in Relation to Sex*. London 1871.
Dibner, Bern: *Darwin of the Beagle*. Norwalk, Connecticut 1960.
Gesell, Arnold: *The Embryology of Behavior*. New York 1945.
Hooker, Davenport: *The Origin of Overt Behavior*. Ann Arbor 1944.
–, *A Preliminary Atlas of Early Human Fetal Behavior*. Pittsburgh 1944.
–, *The Prenatal Origin of Behavior*. Kansas 1952.
Potter, Edith L.: *Fundamentals of Human Reproduction*. New York 1948.
Shettles, Landrum B.: *Ovum Humanum*. New York 1960.
Toverud, Kirsten, Genevieve Stearns und Icie G. Macy: *Maternal Nutrition and Child Health*. Bulletin of the Nat'l. Research Council Nr. 123 (1950).
Villee, Claude A. (Hrsg.): *The Placenta and Fetal Membranes*. Baltimore 1960.
Windle, William F.: *Physiology of the Fetus*. Philadelphia 1940.

ORIGINALIEN

Congdon, E. D.: ‹Transformation of the Aortic Arch System during the Development of the Human Embryo›. *Contributions to Embryology* Bd. XIV, Nr. 68 (1922).
Corner, George W.: ‹Well-Preserved Ten Somite Embryo›. *Contributions to Embryology* Bd. XX, Nr. 112 (1929).
Cuajunco, Fidel: ‹Development of the Motor End Plate›. *Contributions to Embryology* Bd. XXX, Nr. 195 (1942).

–, ‹Development of the Neuromuscular Spindles›. *Contributions to Embryology* Bd. XXVIII, Nr. 173 (1940).

Cummins, Harold: ‹The Topographical History of the Volar (Walking) Pads in the Human Embryo›. *Contributions to Embryology* Bd. XX, Nr. 113 (1929).

Hertig, Arthur T., und John Rock: ‹On the Preimplantation Stages of the Human Ovum›. *Contributions to Embryology* Bd. XXXV Nr. 240 (1954).

–, ‹Two Human Ova of the Previllous Stage, Having an Ovulation Age of about Eleven to Twelve Days›. *Contributions to Embryology* Bd. XXIX, Nr. 184 (1941).

–, ‹Two Human Ova of the Previllous Stage, Having an Ovulation Age of about Seven to Nine Days›. *Contributions to Embryology* Bd. XXXI, Nr. 200 (1945).

Heuser, Chester H., und George W. Corner: ‹Developmental Horizons in the Human Embryo, Four to Twelve Somites›. *Contributions to Embryology* Bd. XXXVI, Nr. 244 (1957).

Heuser, Chester H., John Rock und Arthur Hertig: ‹Two Human Embryos Showing Early Stages of a Definite Yolk Sac›. *Contributions to Embryology* Bd. XXXI, Nr. 201 (1945).

Hooker, Davenport: ‹Early Human Fetal Behavior, with a Preliminary Note on Double Simultaneous Fetal Stimulation›. *Proceedings of the Association for Research in Nervous and Mental Disease.* Baltimore 1954.

Menkin, Miriam, und John Rock: ‹In Vitro Fertilization and Cleavage of Human Ovarian Eggs›. *American Journal of Obstetrics and Gynecology* Bd. 55, Nr. 3 (1948).

Noyes, R. W., Z. Dickmann, T. H. Clewe und W. A. Bonney: ‹Pronuclear Ovum from a Patient Using Intrauterine Device›. *Science* Bd. 147 (1965).

Reynolds, Samuel R. M., und Anna W. Chacko: ‹Architecture of Distended and Nondistended Human Umbilical Cord›. *Contributions to Embryology*, Bd. XXXV, Nr. 237 (1954).

Shettles, Landrum B.: ‹Further Observations on Living Human Oocytes and Ova›. *American Journal of Obstetrics and Gynecology* Bd. 69, Nr. 2 (1955).

–, ‹A Morula Stage of Human Ovum Developed in Vitro›. *Fertility and Sterility* Bd. 6, Nr. 4 (1955).

–, Observations on Human Follicular and Tubal Ova›. *American Journal of Obstetrics and Gynecology* Bd. 66, Nr. 2 (1953).

Spaulding, Milo H.: ‹The Development of the External Genitalia in the Human Embryo›. *Contributions to Embryology* Bd. XIII, Nr. 61 (1921).

Streeter, George L.: ‹Development of the Auricle in the Human Embryo›. *Contributions to Embryology* Bd. XIV, Nr. 69 (1922).

–, ‹Developmental Horizons in Human Embryos›. *Contributions to Embryology*. Age groups XI, XII: Bd. 30, Nr. 197 (1942); Age groups XIII, XIV: Bd. 31, Nr. 199 (1945); Age groups XV, XVI, XVII, XVIII: Bd. 22, Nr. 211 (1948); Age groups XIX–XXIII (von C. H. Heuser und G. W. Corner): Bd. 34, Nr. 230 (1951).

–, ‹Focal Dificiencies in Fetal Tissues›. *Contributions to Embryology* Bd. XXII, Nr. 126 (1930).

West, Cecil M.: ‹Development of Gums in the Human Fetus›. *Contributions to Embryology* Bd. XVI, Nr. 79 (1925).

ALLGEMEINE SCHRIFTEN

Allen, Robert D.: ‹The Moment of Fertilization›. *Scientific American* (Juli 1959).
Bronstad, H. V.: ‹The Warning and Promise of Experimental Embryology›. *Bulletin of the Atomic Scientist* (März 1956).
Ebert, James D.: ‹The First Heartbeats›. *Scientific American* (März 1959).
Fischberg, Michael, und A. W. Blackler: ‹How Cells Specialize›. *Scientific American* (September 1961).
Hurwitz, Jerard, und J. J. Furth: ‹Messenger RNA›. *Scientific American* (Februar 1962).
Mazia, Daniel: ‹How Cells Divide›. *Scientific American* (September 1961).
Moscona, A. A.: ‹How Cells Associate›. *Scientific American* (September 1961).
Reynolds, Samuel R. M.: ‹Obstetrical Labor›. *Scientific American* (März 1950).

WEITERFÜHRENDE LITERATUR ZUM THEMA

Andersen, Karl: *Embryologie. Einführung in die Entwicklungsgeschichte des Menschen für Mediziner und Biologen.* 1965.

Blechschmidt, Erich: *Der menschliche Embryo. Dokumentationen zur kinetischen Anatomie.* Stuttgart 1963.

–, *Die vorgeburtlichen Entwicklungsstadien des Menschen. Einführung in die Humanembryologie.* Basel/New York 1961.

–, *Die Frühentwicklung des Menschen. Die lokalen Wachstumsmodifikationen im Stoffwechselfeld des menschlichen Keims.* Göttingen 1966.

–, *Vom Ei zum Embryo. Die Gestaltungskraft des menschlichen Keims.* Stuttgart 1968.

Boenig, Horst/Bertolini, R.: *Leitfaden der Entwicklungsgeschichte des Menschen.* 9. Aufl. 1967.

Clara, Max: *Entwicklungsgeschichte des Menschen.* Heidelberg ⁶1967.

Ferner, Helmut: *Grundriß der Entwicklungsgeschichte des Menschen.* 8. Aufl. 1964.

Goerttler, Kurt: *Entwicklungsgeschichte des Menschen. Ein Grundriß.* Berlin 1950.

Grosser, Otto/Ortmann, R.: *Grundriß der Entwicklungsgeschichte des Menschen.* Wien ⁶1966.

Mörike, Klaus D./Mergenthaler, Walter: *Biologie des Menschen. Ein Lehrbuch der Anatomie, Physiologie und Entwicklungsgeschichte des Menschen für Nichtmediziner.* 1967.

Nilsson, Lennart: *Ein Kind entsteht. Bilddokumentation über die Entwicklung des menschlichen Lebens im Mutterleib* (Texte von Axel Ingelmann-Sundberg und Claes Wirsén). Gütersloh 1967.

Peter, Karl: *Grundlagen einer funktionellen Embryologie. Eine biologische Studie.* 1947.

Shettles, Landrum B.: *Ovum humanum. Wachstum, Reifung, Ernährung, Befruchtung und frühe Entwicklung.* München/Berlin 1960.

Starck, Dietrich: *Embryologie. Ein Lehrbuch auf allgemein biologischer Grundlage.* Stuttgart 1955.

Sweering, Ronald: *Die Entbindung. Ein Bildband über das Wunder der Geburt.* Schmiden bei Stuttgart.

Voss, Hermann: *Embryologie. Atlas für Studenten.* 2. Aufl. 1962.

MARILYN FRENCH

Frauen

Roman. Aus dem Amerikanischen von Barbara Duden, Monika
Schmid, Gesine Strempel
631 Seiten. Geb.

«Marilyn French hat die Biografien von sechzehn Frauen pein-
lich genau aufgeschrieben, und zwar so, daß es uns im nach-
hinein noch Bauchschmerzen macht, daß wir genauso gewesen
sind, daß das auch unsere Erfahrungen sind, unsere Sorgen,
Ängste, Träume und Freuden.»

Karin Reschke, Konkret

Das
blutende Herz

Roman. Aus dem Amerikanischen von Cornelia Holfelder – von
der Tann und Gesine Strempel
460 Seiten. Geb.

«Ein Roman über die zerstörerische Macht der Ehe – und die
unerwarteten, nicht genutzten Möglichkeiten der Liebe.»

New York Times Book Review

Rowohlt

982/2

neue frau

Lange bevor man in einer breiten Öffentlichkeit über die
Situation der Frauen in der Männergesellschaft zu diskutieren
begann, veröffentlichte der Rowohlt Verlag die grundlegendsten
Werke zu diesem Themenkreis von Simone de Beauvoir,
Betty Friedan, Phyllis Chesler u. a.
Mit der Reihe „neue frau" wird diese Tradition fortgesetzt.

 Bücher, die einen Beitrag zur praktisch gelebten
Rollenbefreiung leisten können   NDR

Elisabeth Albertsen
Das Dritte
Geschichte einer
Entscheidung (4135)

Joan Barfoot
**Eine Hütte für
mich allein**
Roman
(4818) August '81

Simone de Beauvoir
**Marcelle, Chantal,
Lisa . . .**
Ein Roman in
Erzählungen (4755)

Marie Cardinal
**Der Schlüssel liegt
unter der Matte**
(4557)

Schattenmund
(4333)

Die Irlandreise
Roman einer Ehe
(4806) September '81

Martien Carton
**Eine Frau ist eine
Frau ist eine . . .**
(4302)

Phyllis Chesler
Mutter werden
Die Geschichte einer
Verwandlung (4655)

Kate Chopin
Das Erwachen
Roman (4507)

Judith Beth Cohen
Jahreszeiten
Roman aus Vermont
(4313)

Colette
Meine Lehrjahre
(4595)

Blaue Flamme
(4371)

Eleanor Coppola
**Vielleicht bin ich
zu nah** (4634)

Margaret Drabble
Gold unterm Sand
Roman (4262)

Françoise
d'Eaubonne
**Das Geheimnis des
Mandelplaneten**
Ein Science-fiction-
Roman (4253)

Monika Feth
Examen (4569)

Barbara Frischmuth
Die Klosterschule
(4469)

Charlotte Perkins
Gilman
Herland (4607)

Evelyne und
Claude Gutman
In der Mitte des Betts
Roman (4143)

Christine Haidegger
Zum Fenster hinaus
(4494)

Maryse Holder
**Ich atme mit dem
Herzen** *(4620)*

Margit-Heide Irgang
Einfach mal ja sagen
Eine Geschichte (4767)

Eva Jones
Dreizehn
Roman (4413)

Diana Kempff
Fettfleck
Roman (4666)

Sarah Kirsch
Die Pantherfrau
*Fünf Frauen in
der DDR (4216)*

Liv Køltzow
**Die Geschichte
des Mädchens Eli**
Roman (4323)

Margot Lang (Hg.)
Mein Vater
*Frauen erzählen vom
ersten Mann ihres
Lebens (4357)*

Violette Leduc
Die Bastardin
*Vorwort von Simone
de Beauvoir (4179)*

Aïcha Lemsine
Die Entpuppung
*Ein Eintwicklungs-
roman (4402)*

Doris Lessing
**Der Sommer vor
der Dunkelheit**
Roman (4170)

Vilma Link
Vorzimmer *(4382)*

Margaret Logan
**Eine Tour zum
Horzont**
*Auf Rädern von
Paris nach Rom
(4794) Oktober '81*

Lizzy Sara May
Vater und Tochter
(4244)

Blanche McCrary
Boyd
**Trauer über den Tod
der Magie** *(4480)*

Margaret Mead
**Brombeerblüten
im Winter**
*Ein befreites Leben
(4226)*

Isabel Miller
Patience & Sarah
Roman (4152)

Herdis Møllehave
**Le und die
Knotenmänner**
Roman (4689)

Toni Morrison
Sehr blaue Augen
Roman (4392)

Maria Nurowska
Jenseits ist der Tod
Roman (4781)

Helma Sanders-Brahms
**Deutschland, bleiche
Mutter.** *Filmerzählung
(4453)*

Emma Santos
**Ich habe Emma S.
getötet** *(4161)*

Herrad Schenk
Abrechnung *(4424)*

Cornelia Schmalz-
Jacobsen
Klimawechsel
*Berichte aus dem
politischen Parterre
(4713)*

Victoria Thérame
Die Taxifahrerin
(4235)

Märta Tikkanen
**Wie vergewaltige ich
einen Mann?** *(4581)*

**Die Liebesgeschichte
des Jahrhunderts**
(4701)

Esther Tusquets
Aller Sommer Meer
(4519)

Maria Wimmer
**Die Kindheit auf
dem Lande** *(4291)*

ro
ro
ro

Gabriele Wohmann

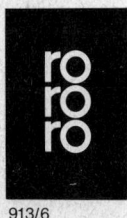

rororo

913/6